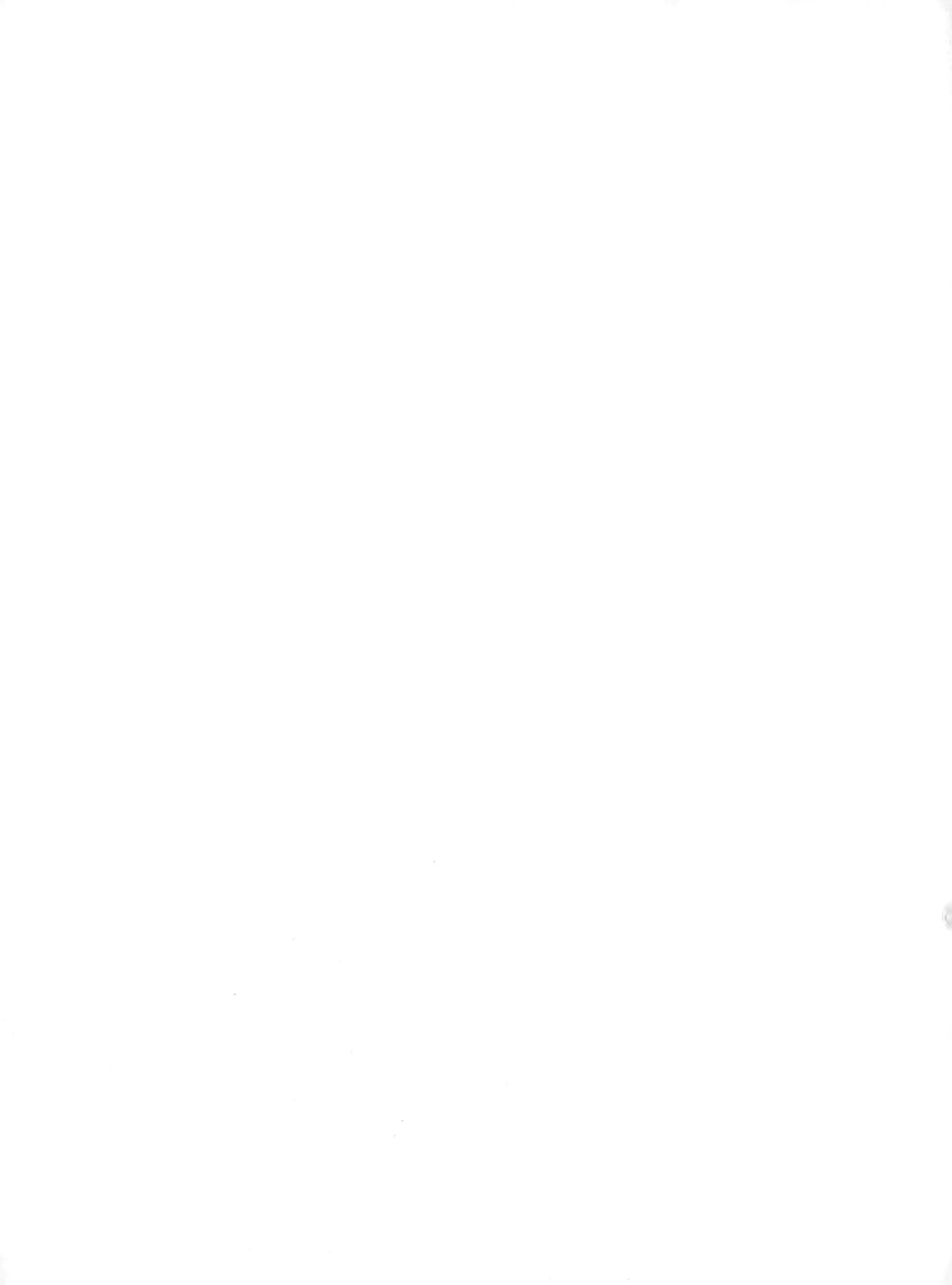

Brigitte Speck

Zappelphilipp

Hyperaktive Kinder richtig ernähren

naturaviva

Widmung und Dank

Dieses Buch widme ich all den Kindern, die Tag für Tag – geleitet von einem inneren Zwang – durch ihr Verhalten auffallen und die Kommunikation mit anderen Menschen erschweren. Es ist auch für die Eltern bestimmt, die Hilfe suchen und welche die Einnahme von Ritalin vermeiden oder die Dosis herabsetzen möchten.

Herzlichen Dank all denen, die mit ihren Erfahrungen und ihrem Wissen zu diesem Ratgeber beigetragen haben: dem Arbeitskreis für Ernährung und Verhalten, Frau Doktor E. Breidenstein, den hyperaktiven Kindern des Sommer-Ferienlagers 2002, die meine Rezepte probiert haben, meiner Familie, die meine Arbeit kritisch begleitet und mich mit Änderungsvorschlägen unterstützt hat.

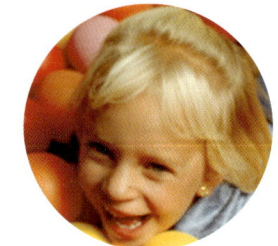

Impressum

Lizenzausgabe für die NaturaViva Verlags GmbH
Alle Rechte vorbehalten, einschließlich derjenigen des auszugsweisen Abdrucks und der elektronischen Wiedergabe.

© 2003 Edition Fona GmbH, CH-5600 Lenzburg

Autorin Kapitel «Zusammenhang zwischen Ernährung und Hirnfunktion»:
Dr. med. Eveline Breidenstein-Stoll (Literatur bei der Verfasserin)
Gestaltung Cover: Dora Eichenberger-Hirter, Birrwil
Gestaltung Inhalt: aubergine, Heidy Schuppisser, Baden
Foodbilder: Jules Moser, Bern
Lithos: Neue Schwitter AG, Allschwil
Druck und Bindung: Stalling, Oldenburg

ISBN 3-935407-13-0

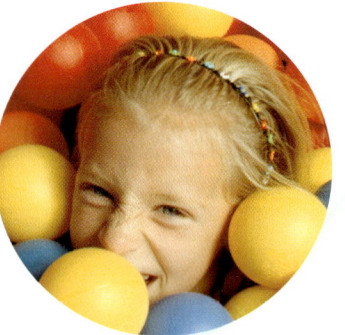

Inhaltsverzeichnis

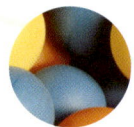

Hauptgerichte mit Fleisch oder Fisch ● ● ● ● ● ● ● ● ● ● ● 62

Desserts – Kompott – Fruchtsaucen ● ● ● ● ● ● ● ● ● ● ● 74

Brot, Teig-Grundrezept, süßes Gebäck ● ● ● ● ● ● ● ● ● ● 82

Die Rezepte sind, wo nicht anders
vermerkt, für 4 Personen bestimmt.

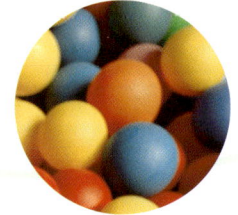

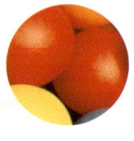

Vorwort

Der berühmte Struwwelpeter, Hauptfigur im gleichnamigen Buch, wurde 1845 von Dr. Heinrich Hoffmann als aggressiver, destruktiver Junge dargestellt, der zudem eine Abneigung gegen Körperhygiene hatte und nur auf sich selbst bezogen war. In diesem Buch kommen neben Struwwelpeter noch andere verhaltensauffällige Charaktere vor: Hans Guck-in-die-Luft, der sich von allen Außenreizen ablenken lässt; der Suppenkaspar, der nicht essen mag; Paulinchen, das leidenschaftlich gern mit dem Feuer spielt. Aus diesen Schilderungen schließe ich, dass es Verhaltensauffälligkeiten schon im 19. Jahrhundert gegeben haben muss. Heute vergeht kaum ein Monat, ohne dass in der Presse die Themen ADS (Aufmerksamkeits-Defizit-Syndrom mit oder ohne Hyperaktivität) und Ritalin (in schweren Fällen wird ADS mit dem Medikament Ritalin behandelt) behandelt werden. Vorsichtige Schätzungen gehen von 13 % hyperaktiven schulpflichtigen Kindern aus. Ich vermute, dass in der Zahl vor allem die überaktiven Kinder enthalten sind. Die Überaktivität ist aber nur eine Seite der Medaille, die andere Seite ist die Unteraktivität, die Hypoaktivität. Diese wird häufig nicht wahrgenommen, weil die hypoaktiven Kinder, meist Mädchen, unauffällig, ruhig und schüchtern sind und sich oft zurückziehen und somit kaum jemandem auf die Nerven gehen. Nach heutigen Erkenntnissen liegen aber der Hyperaktivität und der Hypoaktivität die gleichen Störungen zugrunde; lediglich deren Ausdruck ist verschieden.

Immer mehr Eltern suchen nach einem Weg, der das Befinden des Kindes auch ohne Medikamente nachhaltig verbessern kann. Seit über zwei Jahrzehnten beschäftigt sich der Arbeitskreis Ernährung und Verhalten (AEV) mit dem Zusammenhang zwischen Ernährung und ADS. Mit einer angepassten Ernährung kann die Verhaltensauffälligkeit vermindert oder geheilt werden.

Dieses Wissen hat mich motiviert, die vorliegenden Rezepte zu entwickeln und den betroffenen Familien einen möglichst einfachen Einstieg in die Ernährungsumstellung zu ermöglichen. Die Kinder sind für eine neue Ernährung offen, stellen wir also klare Regeln auf und begleiten wir sie positiv.

Brigitte Speck

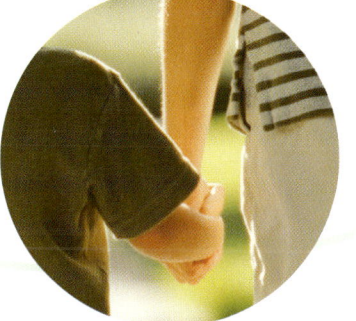

So kann sich Hyperaktivität manifestieren

Genauso wie nicht jedes Kind alle Merkmale auf sich vereinen muss, gibt es auch große Unterschiede in der Schwere der Auffälligkeiten. Und zudem muss nicht jedes temperamentvolle und gelegentlich ausfällige Kind hyperaktiv sein! In unserer eher kinderfeindlichen Gesellschaft ist ein lebhaftes Kind schon bald einmal ein Fremdkörper.

Heute werden an die Kinder große Anforderungen gestellt, sei es das zu lange Stillsitzen, die eingeschränkten Bewegungsmöglichkeiten (vor allem bei Stadtkindern), das disziplinierte, leise Verhalten in der Wohnung usw.

Säugling
- schreit häufig
- leidet viel unter Blähungen, Durchfall, Erbrechen
- häufig unruhiger Schlaf
- häufige Erkrankungen: Milchschorf, Hautausschläge, Schnupfen, Bronchitis

Krabbelkind
- häufig ruhelos
- Schlafprobleme
- aggressives Verhalten

Kleinkind
- mangelnde Geschicklichkeit, z. B. beim Zuknöpfen, Schuhebinden usw.
- Mühe, eine Tätigkeit zu Ende zu führen
- Konstruktives Spielen erweist sich als schwierig, Frustrationstoleranz ist sehr niedrig. Wutanfälle sind an der Tagesordnung
- Beim Essen wird getrödelt. Das Stillsitzen bereitet Mühe. Esssüchte nach Süßigkeiten, z. B. Schokolade, Kuchen und Süßgetränken
- Häufige Erkrankungen: Husten, Schnupfen, Hautausschläge, Ekzeme, Kopf-, Ohren- und Muskelschmerzen, Verdauungsstörungen, Inkontinenz
- Antibiotika, Hustensaft und Beruhigungsmittel verstärken die Hyperaktivität
- Tränensäcke, dunkle Ringe unter den Augen, rote Wangenflecken, rote Lippen, starkes Schwitzen sind wichtige Merkmale

Schulkind
- Mühe mit dem Stillsitzen
- leicht abzulenken
- Leseschwäche, chaotische Schrift, Dyskalkulie (Rechenschwäche)
- spielt oft den Klassenclown
- hat meist keinen echten Freund/Freundin
- respektiert Grenzen und Intimsphären nicht
- nimmt Gefahren unzureichend wahr und verletzt sich häufig
- verweigert Körperkontakt oder drängt sich etwas unsanft auf
- Schlafstörungen und Albträume sind häufig
- eine Überaktivität kann auch in eine depressive Stimmung umschlagen
- Häufige Erkrankungen: Husten, Schnupfen, Hautausschläge, Ekzeme, Kopf-, Ohren- und Muskelschmerzen, Verdauungsstörungen, Inkontinenz
- Antibiotika, Hustensäfte und Beruhigungsmittel verstärken die Hyperaktivität
- Tränensäcke, dunkle Ringe unter den Augen, rote Wangenflecken, rote Lippen, starkes Schwitzen sind wichtige Merkmale

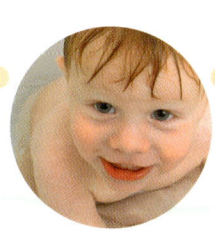

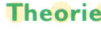

So kann sich Hypoaktivität manifestieren

Da das hypoaktive Kind sich meist niemandem aufdrängt und nirgendwo auffällt, wird es oft übersehen. Es bringt das soziale Gefüge erst durch seine Passivität und seinen Trotz durcheinander, der auch in schwer nachvollziehbare Zornesausbrüche ausarten kann.

- steht abseits, spielt nicht gerne mit andern Kindern, ist brav und still, kann sich schlecht wehren
- beschäftigt sich viel mit sich selbst
- ängstlich, ungeschickt, meist unsportlich
- senkt häufig den Kopf, wenn es fremden Menschen begegnet
- hat Mühe, Freunde zu finden

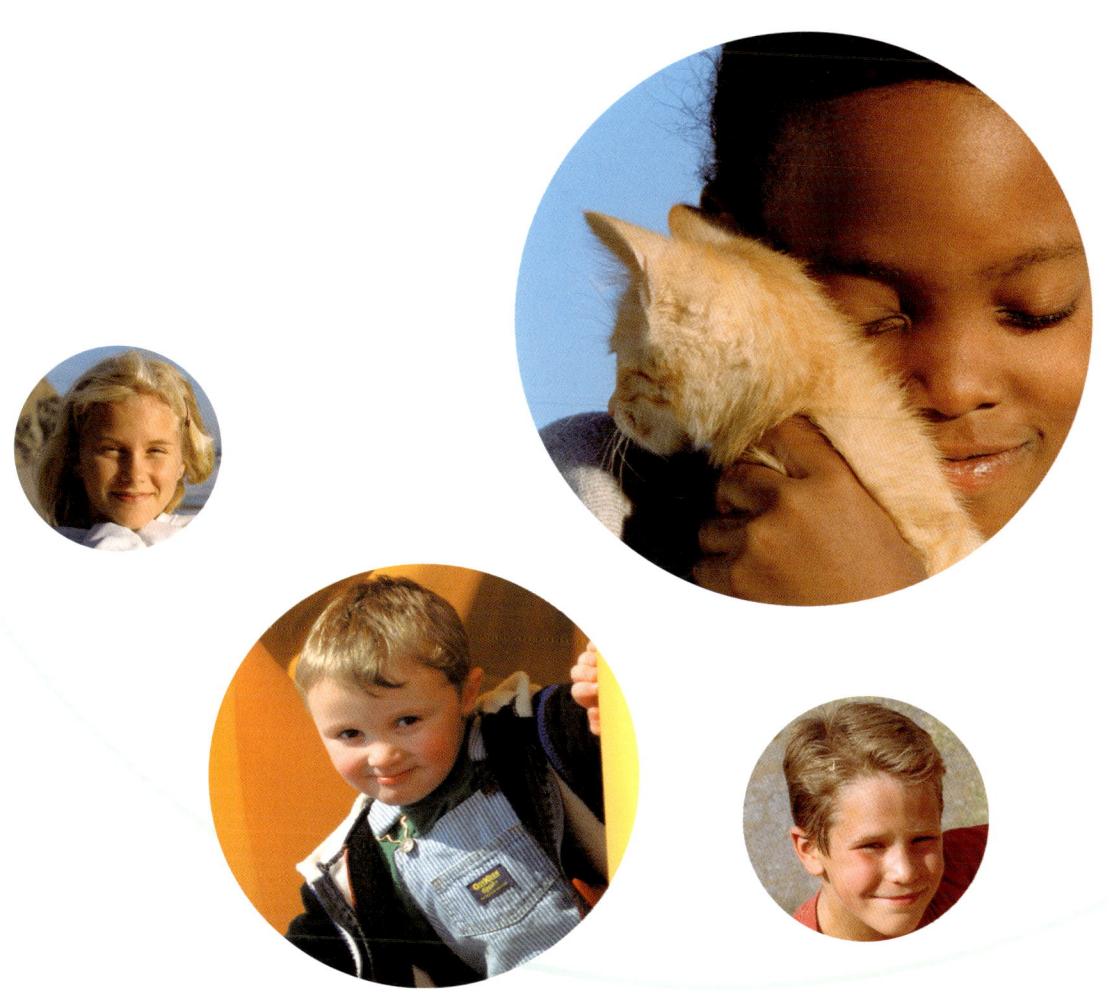

Zusammenhang zwischen Ernährung und Hirnfunktion

Den meisten Menschen ist der Zusammenhang zwischen Ernährung und Hirnfunktion nicht bewusst, obwohl wir durch den Konsum von Genussmitteln («Alltagsdrogen» wie Kaffee, Schwarztee, Schokolade) unsere «Hirnaktivität» und unsere Stimmung bewusst beeinflussen. Auf der anderen Seite kennen wir die Schläfrigkeit nach einer üppigen Mahlzeit oder Konzentrationsprobleme und aggressive Tendenzen bei Hunger.

 1 Die Verbindungen zwischen Magen-Darm-Trakt und Gehirn

Das Gehirn ist über Nervenverbindungen sowie Hormone (Botenstoffe) mit dem Magen-Darm-Trakt verbunden. Sowohl Informationen bezüglich Verdauungsfunktion als auch über Darmreizungen – Beispiele sind Infektionen sowie eindringende Allergene – werden dem Gehirn gemeldet. Informationen werden nicht einfach registriert, sondern dem Magen-Darm-Trakt auch beantwortet. Geballte Information, d. h. viele Nervenbotenstoffe und Hormone, können bei sehr empfindlichen Menschen Verdauungsvorgänge stören oder immunologische Prozesse hervorrufen und so das Gleichgewicht im Gehirn und somit seine Funktion stören.

Das Nervensystem im Darm
Der komplizierte Vorgang der Verdauung, d. h. das Zusammenspiel von Eingeweide-Muskeln, chemischer Zerlegung der Nährstoffe und deren Aufnahme ins Blut, erfordert die unglaubliche Menge von 100 Millionen Nervenzellen. Man kann also von einem «Bauchgehirn» sprechen. Ein Teil der Nervenzellen befindet sich in den Magen-Darm-Wänden, der andere Teil im sogenannten autonomen Nervensystem.
Die Verbindung zum Gehirn läuft einerseits über direkte Nervenverbindungen (meist über das autonome Nervensystem) und anderseits über Neurotransmitter (Botenstoffe der Nervenzellen), die sowohl im Magen-Darm-Trakt wie auch im Gehirn genutzt werden. Beispiele sind Noradrenalin, Acetylcholin, Serotonin, GABA und viele andere mehr. Durch diese Information aus dem «Bauch» wird das Gehirn auf einer unbewussten Ebene beeinflusst: es werden allgemeine Stimmungen erzeugt und auch Entscheidungen «aus dem Bauch heraus» ermöglicht.

Das Immunsystem des Darms
Die Innenseite des Darms gehört eigentlich zur «Außenwelt» des Körpers, denn neben Nahrungsbestandteilen besteht der Inhalt des Darms aus einer Unmenge von Darmbakterien. Diese sind für die Aufspaltung der Nahrung wie auch für die Vitaminproduktion lebenswichtig. Wenn die Bakterien den Darm verlassen und ins «Körperinnere» (z. B. durch Darmschädigung direkt ins Blut) gelangen, kann es zu (lebens-)gefährlichen Krankheiten kommen. Die Bakterienflut kann dank der Schleimhäute im Magen-Darm-Trakt unter Kontrolle gehalten werden. Auch zwischen Immunsystem und Zentralnervensystem besteht eine enge Verbindung. Es gibt sowohl direkte Nervenverbindungen vom Immungewebe des Darms ins Gehirn als auch biochemische Stoffe, z. B. die Hormone Cortisol, VIP usw., und die Gewebs-Botenstoffe Serotonin, Histamin usw., welche Gehirn und Immunsystem gegenseitig beeinflussen.

2 Der direkte Einfluss der Nahrung auf die Gehirnfunktion

Die Nahrung kann die Gehirnfunktion einerseits über die in Punkt 1 beschriebenen anatomischen Verbindungen negativ beeinflussen, z. B. durch eine Art von allergischer Reaktion, andererseits kann ein Nahrungsmittel über seine Abbauprodukte oder weil es dem Körper in zu großer Menge oder gar nicht zugeführt wird, einen direkten Einfluss auf die Biochemie des Gehirns und damit auf seine Funktion ausüben.

Die Verhaltensauffälligkeit = «Hirnallergie»?

Unter dem Wort Allergie werden in der Regel nur «richtig immunologische» Prozesse zusammengefasst (mit Aktivierung von bestimmten Immunzellen oder Antikörperfreisetzung durch einen körperfremden Stoff). Jedoch ist aus der Allergieforschung mittlerweile bekannt, dass körperliche Reaktionen, die einer Allergie aufs Haar gleichen (z. B. Asthmaanfall oder Hautausschlag), auch durch einige bestimmte (genau definierte) andere biochemische Prozesse verursacht werden können, die man dann Pseudoallergie nennt; salopp gesagt ist eine Unverträglichkeits-Reaktion, die keine Allergie ist, nicht ein-

fach «eingebildet», sondern möglicherweise nur noch nicht wissenschaftlich definiert.

Aus den beschriebenen Verbindungen zwischen Magen-Darm-Trakt und Gehirn sind Unverträglichkeits-reaktionen im Gehirn auf zweierlei Arten denkbar:
a) immunologische Prozesse im Darm beeinflussen das Gehirn und dessen Funktion direkt negativ oder
b) ein durch die Nahrung ins Blut aufgenommener unverträglicher Stoff verursacht eine allergische Reaktion erst im Gehirn (statt eines Hautausschlags gäbe es also eine Hirnfunktionsstörung).

Voraussetzung für die Hypothese a) ist eine allgemeine Empfindlichkeit des Körpers, welche die Neigung zu Unverträglichkeiten im Magen-Darm-Trakt und im Gehirn erst möglich macht, denn ein normaler Organismus hat mehr Reserve, um mit «schwierigen» Stoffen umzugehen und muss nicht gleich «überempfindlich» reagieren. Eine frühkindliche Hirnschädigung oder eine Vererbung erhöhen bekanntermaßen die Neigung zu Verhaltensauffälligkeiten und allergischen Erkrankungen und könnten für diese

Empfindlichkeit verantwortlich sein. Erfahrungsgemäß zeigen die meisten Betroffenen diese Empfindlichkeit auf äußere und innere Einflussfaktoren (Wetter, Mondphasen, Stress, Konflikte, Krankheitsanfälligkeit usw.) sehr ausgeprägt.

Der Nachweis der Hypothese b) ist schwieriger, da bei Gehirnfunktionsstörungen keine klassischen allergischen Reaktionen (mit Antikörpernachweis im Blut usw.) vorhanden sind und die Unverträglichkeit deshalb nur mit sogenannten Provokationstests (Weglassen der verdächtigen Substanz, späteres Wiederzuführen und Beobachten der Reaktion) nachweisbar ist.

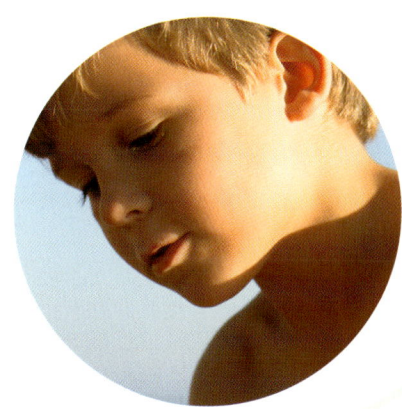

Gehirnfunktionsstörungen durch Exorphine, «Drogen-lieferanten» in Nahrungs-mitteln?

Exorphine entstehen als Verdauungsprodukte von diversen Nahrungsmittel-Proteinen, die vor der Verdauung, also in ungespaltenem Zustand, keine opiat-aktive Wirkung zeigen. Ausgangsstoffe sind Gluten im Weizen, bestimmte Milchproteine (Casein, Lactalbumin, Lactoferrin) oder Kaffee.

Exorphine sind bestimmte Peptide, die im Körper eine opiat-ähnliche Wirkung zeigen. Sie docken an Opiat-Rezeptoren im Darm an, wodurch die Verdauung verlangsamt und – durch Aufnahme ins Blut – bestimmte Hormonregulationen (z. B. Somatostatin) beeinflusst werden. Ob die Exorphine auch im Gehirn eine opiatähnliche Wirkung ausüben, vergleichbar mit jenem von Opiat-Drogen, ist noch nicht wissenschaftlich nachgewiesen, wird aber z. B. für gewisse Formen von Autismus behauptet.

Verhaltensabweichung durch Mangel von Mineral-stoffen, Vitaminen und essentiellen Fettsäuren?

Immer wieder wird von Eltern über die guten Effekte einer Zugabe von Vitaminen und Mineralstoffen an Verhaltensauffällige berichtet, wofür aber kontrollierte Studien fehlen. Außer einem Mangel an essentiellen Fettsäuren konnten bei Hyperaktiven wissenschaftlich keine Mangelzustände bestimmter Stoffe nachgewiesen werden, welche die Verhaltensauffälligkeiten verursachten. Es ist jedoch zu sagen, dass die Schulmedizin erst extreme Mängel erfassen kann, weil sich leichte Defizite lange Zeit nicht im Blut, sondern nur im betroffenen Gewebe zeigen. Gegen eine reine «Mangel-Hypothese» spricht die Erfahrung akuter Verhaltensverschlechterung nach der Einnahme unverträglicher Nahrungsmittel, denn ein Mangel wird nicht durch den Verzehr eines bestimmten Nahrungsmittels akut verstärkt! Generell können aber ausgewogene Vitamin- und Mineralstoff-Gleichgewichte den Stoffwechsel stabilisieren und für Unverträglichkeiten weniger anfällig machen.

Biochemische Schwankungen im Hirn
Blutzucker

Zuckerempfindliche Menschen reagieren auf eine starke Zuckerbelastung mit übermäßiger Insulinausschüttung, die zur schnellen Absenkung des Blutzuckerspiegels und zu Hunger, Aggressivität sowie anderen Symptomen der Unterzuckerung (sogenannte Hypoglykämie) führt. Erfolgt die erneute Nahrungszufuhr mit schnell verfügbarem Zucker, dann beginnt sich das «Blutzucker-Karussell» von neuem zu drehen. Die Wellenfahrt des Blutzuckerspiegels bringt einen empfindlichen Hirnstoffwechsel und damit die Hirnfunktion stark durcheinander.

Elektrolyt- und pH-Schwankungen

Durch starkes Schwitzen verliert der Körper neben dem Wasser auch verschiedene Salze (Elektrolyte) über die Haut. Wird danach nur das reine Wasser ersetzt, entsteht ein Ungleichgewicht zwischen dem Salzgehalt der Körperzellen (auch der Hirnzellen) und dem Blut, was im Körper Muskelkrämpfe und im Gehirn Funktionsstörungen bewirken kann.

Veränderungen des Blut-pH-Wertes sind beobachtbar durch Höhenaufenthalte mit vermehrter Abatmung von Kohlendioxid. Bei empfindlichen Kindern hilft in einer solchen Situation, das Wasser mit ganz wenig Apfelessig anzureichern.

Überschwemmung mit Stoffwechselzwischenprodukten

Durch eine große Menge des gleichen Nahrungsmittels oder durch eine tageszeitlich falsche Mahlzeiteneinnahme, wenn die Verdauungs- und Verteilungsenzyme aufgrund ihrer «inneren Uhr» nicht optimal arbeiten, wird die Verdauungskapazität des Organismus überfordert. Dadurch fallen Nährstoffe und Stoffwechselzwischenprodukte in einer schlecht verträglichen Menge an und verursachen Hirnfunktionsstörungen und Verhaltensauffälligkeiten.

Glossar

Neurotransmitter
Botenstoff zwischen Nervenzellen
autonomes Nervensystem
vegetatives (nicht-willkürliches) Nervensystem
Peptid, Protein
Eiweiß = Aminosäuren-Ketten
Peptid = kurz
Protein = länger
Opiat
Gruppe der Morphine
(Morphium, Heroin usw.)
Elektrolyt
in der Körperflüssigkeit gelöste Salze
pH
Säuregehalt einer Flüssigkeit
Enzym
Ferment; katalysiert Stoffwechselprozesse

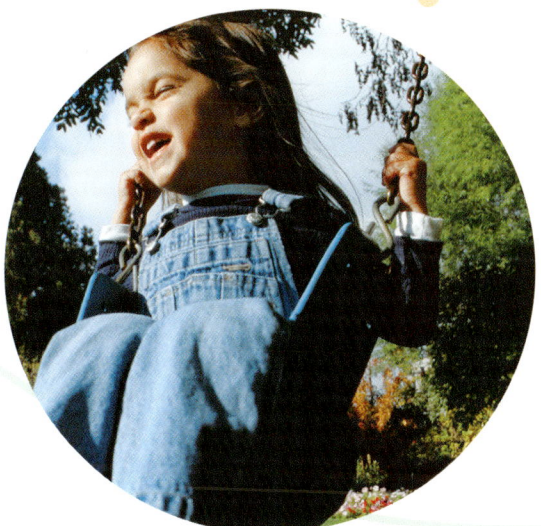

Die Rolle der Ernährung

In den letzten Jahren haben nicht nur Hyperaktivität, sondern auch Allergien deutlich zugenommen. So wie sich das gesellschaftliche Leben verändert hat, haben sich auch unser Konsumverhalten und unsere Ernährung grundlegend gewandelt. Viele Lebensmittel sind industriell verarbeitet und enthalten Konservierungsmittel und Zusatzstoffe. Seit Beginn des 20. Jahrhunderts findet man in der medizinischen Fachliteratur immer wieder Berichte und Fallbeispiele von Kindern, die nach dem Essen bestimmter Speisen reizbar und ruhelos werden und Schlafstörungen bekommen.

Theron G. Randolph berichtete 1947 erstmals von Hyperaktivität bei Kindern infolge von Nahrungsmittelallergien. Joseph Egger stellte 1982/83 in London einen Zusammenhang zwischen Nahrungsmittelunverträglichkeit und Migräne bei Kindern fest. Bei dieser Untersuchung nahmen auch Kinder teil, die als hyperkinetisch (eine Verhaltensstörung bei Kindern, auch Zappelphilipp-Syndrom genannt) diagnostiziert waren. Egger setzte alle Kinder auf eine oligoantigene Diät (siehe Diäten zur Verhaltensverbesserung). Nicht nur die Migräne verschwand, sondern auch das

Verhalten normalisierte sich innerhalb kurzer Zeit. Das war der Anlass für eine weitere Studie über die Zusammenhänge zwischen Nahrungsmittelunverträglichkeit und hyperkinetischem Syndrom, die 1985 unter wissenschaftlichen Kriterien (randomisierte Cross-over-Doppelblindstudie) durchgeführt wurde (Das hyperaktive Kind, 1992, Seiten 51–65)

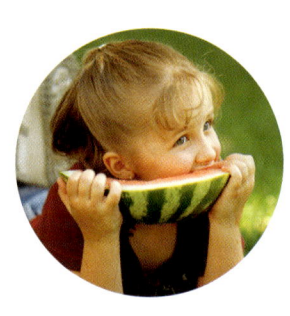

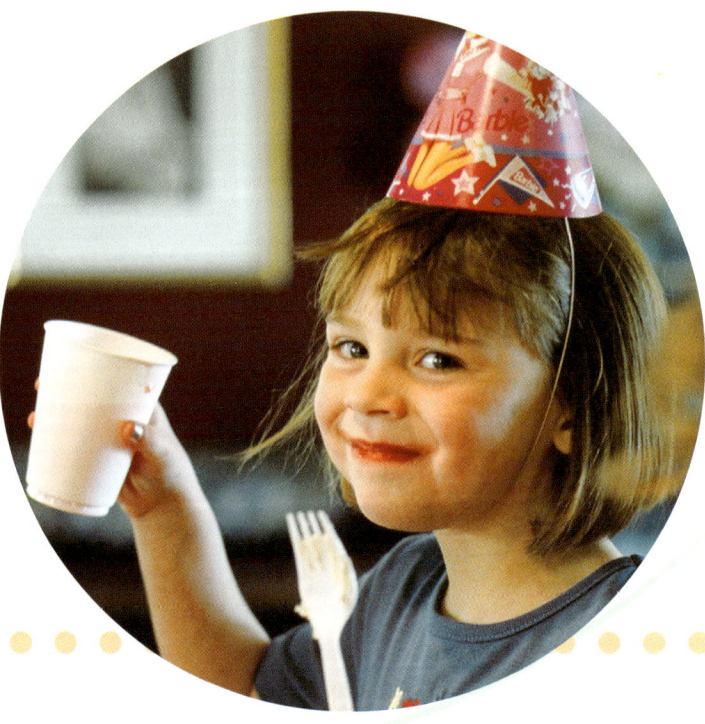

Nährstoffe

Viele Menschen, besonders aber hyper- und hypoaktive Kinder, leiden an einem Nährstoffmangel.

Vor allem besteht eine Unterversorgung an

Vitamin B_6
Thiamin (Vitamin B_1)
Niacinamid
Zink
Chrom
Mangan
Kalzium
Magnesium
essentiellen Fettsäuren
(Omega 3, Omega 6)

Mit einer Stoffwechsel-Analyse können Ungleichgewichte aufgedeckt werden. Auch eine Untersuchung von Darmflora und Darmpermeabilität ist empfehlenswert, da sie besonders bei verhaltensgestörten Kindern oft erhöht ist. Diese Analysen erlauben eine individuelle Nährstoffzufuhr und eine gezielte probiotische Therapie. Fragen Sie Ihren Hausarzt oder Heilpraktiker nach einem geeigneten Labor bzw. geeigneten Testverfahren.

Wer im Moment auf eine Analyse verzichten möchte, dem empfiehlt Dr. Schurgast von der Firma Antistress AG (Burgersteinprodukte in Rapperswil/CH) als Standard folgende Nährstoff-Präparate:

- Nachtkerzenöl-Kapseln
  (3-mal täglich 1 bis 2 Kapseln)

- Zink, 15–30 mg
  (1 bis 3 Tabletten täglich)

- Vitamin B_6
  ($1/2$ bis 1 Tablette täglich)

- Basenmischung
  (1 bis 2 Teelöffel täglich)

Bitte beachten Sie, dass auch Nährstoff-Präparate ebenso wie Medikamente nicht über einen längeren Zeitraum ohne Kontrolle eingesetzt werden sollten.

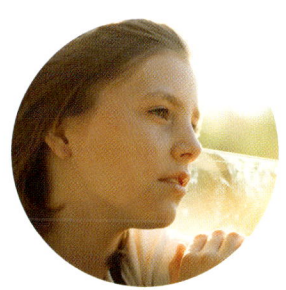

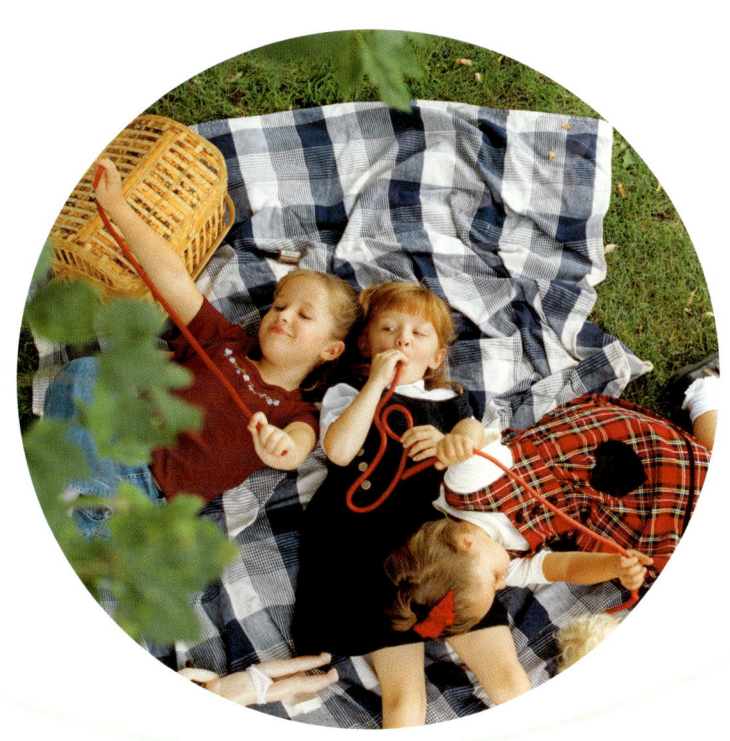

Zucker – Kohlenhydrate – glykämischer Index

Zucker ist ein Kohlenhydrat. Kohlenhydrate sind Brennstoffe, welche die Zellen brauchen, um Energie für die verschiedenen Leistungen des Stoffwechsels zu gewinnen. Die Kohlenhydrate bestehen aus Bausteinen von Einfachzuckern, zum Beispiel Glukose, die entweder einzeln auftreten oder zu unterschiedlich langen Molekül-Ketten verbunden sind. Sie werden wie folgt eingeteilt:

Einfachzucker oder Monosaccharide
Glukose (Traubenzucker)
Fructose (Fruchtzucker)
Galaktose (Bestandteil des Milchzuckers)

Zweifachzucker oder Disaccharide
Saccharose (Rohr- oder Rübenzucker)
Maltose (Malzzucker)
Laktose (Milchzucker)

Vielfachzucker oder Polysaccharide
komplexe Kohlenhydrate: Stärke, Zellulose und Glykogen

Komplexe Kohlenhydrate (Vielfachzucker) müssen erst in Einfachzucker zerlegt werden, damit sie ins Blut und in die Körperzellen gelangen können. Je mehr und je schneller die Kohlenhydrate verdaut werden und als Glukose ins Blut gelangen, desto schneller und höher steigt der Blutzuckerspiegel. Davon hängt wiederum ab, wieviel Insulin ausgeschüttet werden muss, damit der Blutzuckerspiegel auf den Normalwert sinkt.
Versuche haben gezeigt, dass die hyperaktiven Kinder Schwierigkeiten mit der Regulierung des Blutzuckers haben und ihre Blutzuckerkurve anders verläuft. Der Blutzucker fällt nach einer Glukosebelastung meist deutlich unter den Normalwert, was auf eine verstärkte Insulinreaktion schließen lässt (Hypoglykämie). Ein schneller Blutzuckeranstieg (durch Einfachzucker verursacht) macht die betroffenen Kinder

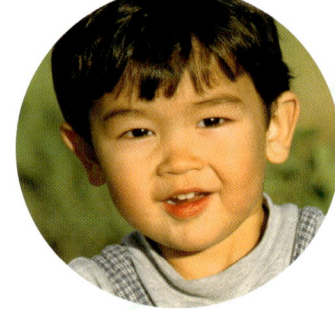

zappelig. Wenn der Blutzucker unter den Normalwert fällt, zeigen sie ein eher aggressives Verhalten. Es ist deshalb empfehlenswert, beim Essen auf den glykämischen Index (GLYX) zu achten. Beim GLYX wird der durch das jeweilige Lebensmittel verursachte Anstieg des Blutzuckerspiegels mit dem von Traubenzucker (oder Weißbrot) verursachten – bei gleicher Menge Kohlenhydraten –, verglichen. Der glykämische Index gibt in Prozenten das Verhältnis beider Werte wieder.

Beispiele
Traubenzucker   100
Vollreis/Naturreis   50

Der Blutzuckerspiegel steigt also bei Vollreis/Naturreis um die Hälfte.

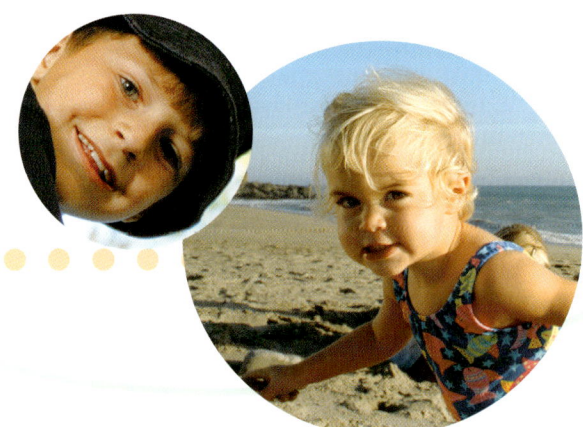

Glykämischer Index einiger wichtiger Nahrungsmittel

Malzzucker (Maltose)	105	Vollkornflocken/-müesli	50
Traubenzucker	100	Vollkornbrot	50
Kartoffelchips	95	Haferflocken	49
Karotten, gekocht	92	Orangensaft, frisch gepresster	46
Honig	87	Spaghetti, Vollkorn-	42
Kartoffelpüree	80	Weintraubenbeeren	45
Cornflakes	80	Orange	40
Graubrot/Ruchbrot	72	Apfel	39
Reis, weißer, poliert	72	Vollmilch-Jogurt	36
Kartoffeln (gekocht)	70	Erbsen, getrocknet	35
Weißbrot	69	Bohnen, getrocknet	30
Weizenflocken	67	Linsen	30
Müesli, gezuckert	66	Kichererbsen	30
Reis (natur, ungeschält)	66	Magermilch	32
Rande/Rote Bete	64	Frischobst	30
Rosinen	64	Konfitüre (ohne Zucker)	25
Banane	62	Schokolade (mindestens	22
Spaghetti, weiße	61	60 % Kakaoanteil)	
Zuckermais	59	Fruchtzucker (Fruktose)	20
Saccharose	59	Sojabohnen	15
Buchweizen	51	Erdnüsse	13
Erbsen, gefroren	51	Frischgemüse	unter 15
Vollreis/Naturrreis	50		

Es sind vor allem Lebensmittel zu verwenden, deren **GLYX unter 50** liegt. Aus der Tabelle geht hervor, dass Vollreis/Natur-reis und Vollkornteigwaren einen niedrigeren GLYX haben als weißer Reis oder helle Teigwaren. Da Kinder Kartoffeln lieben, deren GLYX aber zwischen 70 und 80 liegt (je nach Sorte und Alter), gebe ich gerne einen Hinweis weiter, der dem Buch «Das hyperaktive Kind» von Dr. Anne Catalin entnommen ist. Sie weist auf Seite 89 darauf hin, dass nach gemischten Mahl-zeiten aus stärke-, fett- und eiweißhaltigen Nahrungsmitteln der Blutzuckeranstieg deutlich geringer ist. Auch ich habe bei der Ernährungsumstellung hyper-aktiver Kinder diese Erfahrung gemacht.

Fett und Proteine haben keinen glykämischen Index. Ihr Verzehr führt in der Regel zu keinem Blutzuckeranstieg.

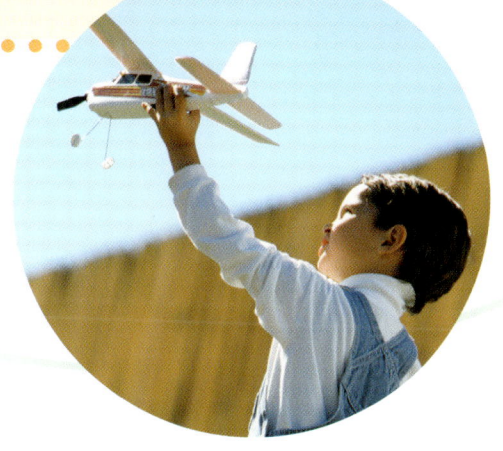

Diäten zur Verhaltensverbesserung

Dass durch eine individuell angepasste Ernährung bei vielen verhaltensauffälligen Kindern eine positive Verhaltensänderung erreicht werden kann,
bestätigen verschiedene Methoden. Einige möchte ich an dieser Stelle
kurz zusammenfassen.

Oligoantigene Diät von Prof. J. Egger

Mit der Conners-Skala (Das hyperaktive Kind, 1992, S. 24) wird die
Verhaltensauffälligkeit diagnostiziert.
Die Diät besteht aus Lebensmitteln,
die erfahrungsgemäß nur selten
unverträglich sind. Die Diät muss so
lange eingehalten werden, bis sich
das Verhalten des Kindes deutlich
normalisiert hat. In der 2. Phase
werden Nahrungsmittel, die in der
1. Phase bewusst weggelassen
wurden, eines nach dem anderen,
wieder integriert und getestet,
und zwar im Abstand von 3 bis
4 Tagen. Die Bezugspersonen
beurteilen das Verhalten täglich
gemäß der Conners-Skala. Die-
jenigen Lebensmittel, die zu keiner
Reaktion führen, werden wieder
in den Speisezettel aufgenommen.

Feingolddiät von Dr. B. Feingold

Die Feingolddiät geht von einer Überemp-
findlichkeit auf Konservierungs- und Lebens-
mittelfarbstoffe sowie natürliche Salicylate in
Lebensmitteln aus. Die Diät verbietet alle
künstlich gefärbten Nahrungsmittel und das
Antioxidans BHT (Butylhydroxytoluol)
E 321 sowie alle Lebensmittel, die natürliche
Salicylate enthalten. Folgende salicylat-
haltige Gemüse und Früchte werden **vom
Speiseplan gestrichen:**

- Tomaten, alle Tomatenprodukte
- Gurken
- Mandeln
- Äpfel
- Aprikosen
- Heidelbeeren
- Himbeeren
- Stachelbeeren
- Erdbeeren
- Kirschen
- schwarze Johannisbeeren
- Weintrauben
- Rosinen
- Traubensaft
- Wein
- Essig
- Pfirsiche
- Nektarinen
- Pflaumen
- Zwetschgen
- Orangen
- Grapefruit
- Zitronen

Phosphatdiät nach Herta Hafer

Die Phosphatdiät geht von einer Empfindlichkeit auf phosphatreiche Nahrungsmittel aus. Phosphate finden sich in vielen Fertigprodukten als Säureregulatoren und Stabilisatoren. Sie erscheinen unter den E-Nummern 338, 339, 340, 341, 450 a-c. Folgende Lebensmittel mit Phosphatzusatz sind zu meiden:

- Schmelzkäse
- Kondensmilch
- koffeinhaltige Süßgetränke wie Cola
- Backpulver
- Gebäck
- Wurstwaren
- Puddingpulver
- Eis und Eiscreme

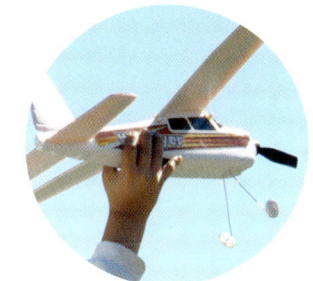

Auch Lebensmittel, die von Natur aus einen hohen Phosphatgehalt haben, sind zu meiden oder müssen stark eingeschränkt werden:

- Eier (phosphathaltiges Lezithin im Eigelb)
- Nüsse
- Kastanien
- Kakao
- Schokolade
- Haferflocken (auch Müeslimischungen)
- Milch
- Quark
- Käse
- die meisten Früchte und vor allem Zitrusfrüchte
- Zusätzlich muss Zucker weitgehend weggelassen werden und in Anlehnung an die Feingolddiät die E-Nummern 330–333.

Herta Hafer hat festgestellt, dass vor allem schlank gewachsene, athletische Typen phosphatempfindlich sind.

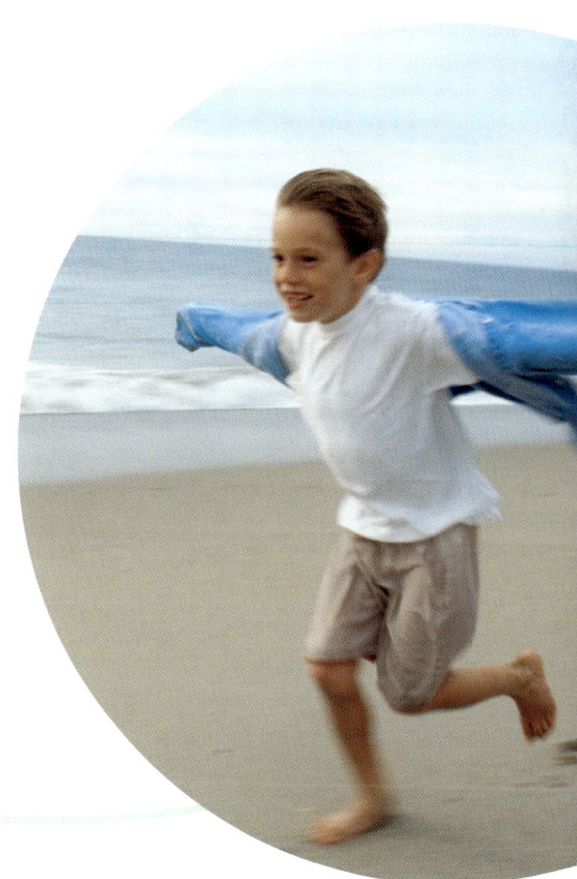

Unverträgliche Nahrungsmittel

Milch

Für eine Unverträglichkeit oder Allergie auf Milchprodukte kann das Milcheiweiß und/oder der Milchzucker (Lactose) verantwortlich sein.

Milcheiweiße gehören zu den häufigsten Nahrungsmittelallergenen und beeinflussen erfahrungsgemäß auch das Verhalten. Das Milcheiweiß in der Kuhmilch ist für den Menschen ein artfremdes Eiweiß. Viele Neugeborene reagieren beim ersten Kontakt mit der Kuhmilch mit allergischen Symptomen: Koliken, Erbrechen, Durchfall, Neurodermitis oder laufende Nase. Auch das Kasein, das beim Ansäuern anfällt und zu Quark und Käse verarbeitet wird, kann eine Unverträglichkeit hervorrufen. Bei einer Allergie auf Kasein werden nicht nur die Kuhmilchprodukte nicht vertragen, sondern auch Ziegen- und Schafmilchprodukte, da das Kasein chemisch gleich zusammengesetzt ist.

Bei **Milchzucker-Intoleranz** (Lactose-Intoleranz) handelt es sich nicht um eine Allergie. Der Organismus bildet zu wenig Lactose-Enzyme, die in der Verdauung den Milchzucker in Glukose und Galaktose spalten. Ungespaltener Milchzucker ist Nahrung für die Bifidusbakterien und später im Dickdarm für die Colibakterien. Daraus entsteht durch Gärung Milchsäure. Zu viel ungespaltene Lactose führt zu wässrigem Durchfall. Viele Menschen mit einer Lactose-Intoleranz haben mit gesäuerten Milchprodukten (Jogurt, Dickmilch, Sauerrahm, Hartkäse usw.) keine Probleme, weil der Milchzucker größtenteils abgebaut ist.

Milchfett löst keine Allergien aus. Nicht übermäßig empfindliche Milchallergiker können deshalb Butter, Süß- und Sauerrahm essen.

Eier

Das Eigelb enthält das phosphathaltige Lezithin. Hühnereiweiß ist ein stark potentielles Antigen, das häufig zu Allergien führt. Bei empfindlichen Menschen führt der Verzehr von Eiern meist zu einer Verhaltensverschlechterung.

Hülsenfrüchte (Sojabohnen) und Kakao

Die Hülsenfrüchte sind schwer verdaulich. Bei entsprechender Disposition beeinträchtigen sie nicht nur das Wohlbefinden, sondern auch die Hirnfunktion.

Weizen

Wenn Kinder auf den Verzehr von Weizen hyperkinetisch reagieren, dann liegt die Ursache mit großer Wahrscheinlichkeit in der Allergie gegen artspezifische Weizenproteine. Heute werden immer öfter auch Unverträglichkeiten festgestellt, die vermutlich auf unterschiedliche Ursachen zurückzuführen sind:
1. Zuviel Weizen wirkt sich wie Zucker negativ auf den Blutzuckerspiegel aus.
2. Industrielle Verarbeitung des Weizens, hoher Ausmahlgrad und

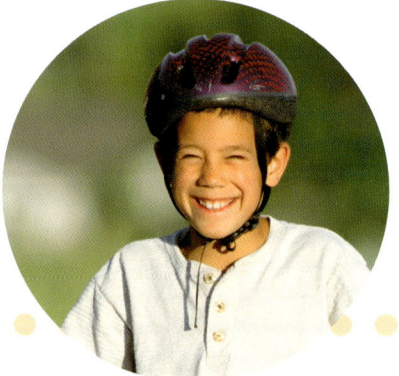

3. Anbauweise des Weizens (Überzüchtung und Düngung). Ein Grund, weshalb der biologisch angepflanzte Dinkel (Urdinkel) viel besser vertragen wird.
4. Negative Wirkung gewisser Weizen-Eiweiß-Spaltprodukte auf die Verdauungsabläufe und eventuell auch auf die Gehirnfunktion (nach dem Übertritt ins Blut).

Zucker

Allergien auf Zucker gibt es kaum. Und trotzdem wird jede Form von konzentriertem Zucker wie weißer Zucker, Fructose, Honig, Birnendicksaft usw. von Verhaltensauffälligen schlecht vertragen. Bei der Ernährungsumstellung wurde festgestellt, dass der Stoffwechsel von hyperaktiven Kindern bei großen Mengen von Einfachzucker überfordert ist, weil er zu starken Blutzuckerschwankungen und Störungen in der Hirnfunktion führt. Auf synthetische Süßstoffe reagieren verhaltensauffällige und allergische Kinder häufig überempfindlich.

Zusatzstoffe

Lebensmittelzusatzstoffe (mit E-Nummern deklariert) sind in den Fertigprodukten immer häufiger zu finden. Die Zusatzstoffe werden vor der Zulassung toxikologisch geprüft. Den Konsumenten wird versichert, dass sie unschädlich sind. Die Erfahrungen von Allergikern, Eltern verhaltensauffälliger Kinder und meine Erfahrung aus der Beratungstätigkeit zeigen, dass das Weglassen gerade dieser Lebensmittelzusatzstoffe (Lebensmittelfarbstoffe, Konservierungsstoffe, Phosphate sowie Glutamat) immer wieder zu erstaunlichen Erfolgen führt.

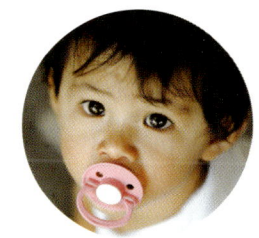

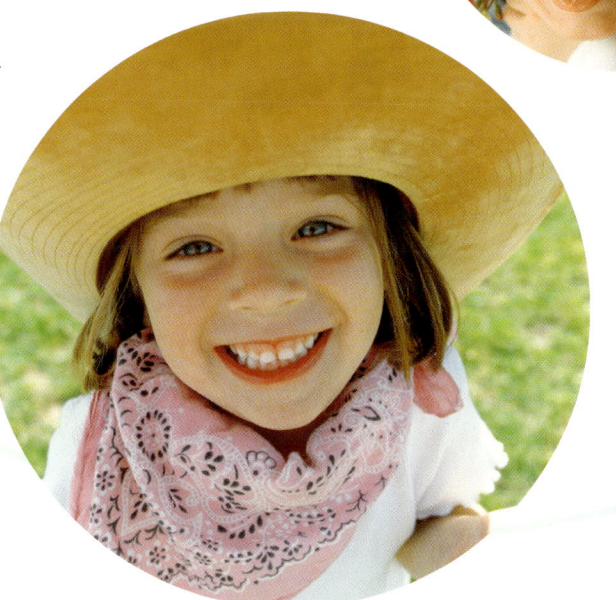

Allgemeine Empfehlungen und praktische Hinweise

● Das Kind kann ab dem Kindergarten in Gesprächen auf die Nahrungsumstellung vorbereitet werden. Dabei ist es wichtig, dass man ganz klare Abmachungen trifft, die bei Einhaltung belohnt werden. Esswaren sind als Belohnung ungeeignet und tabu! Es ist sinnvoll, wenn das Kind beim Einkauf und der Zubereitung der Mahlzeiten eine aktive Rolle spielen kann. Es bekommt so nebst dem erzieherischen Aspekt zur Mithilfe auch einen wesentlich besseren Bezug zur neuen Ernährungsweise. Die Bezugspersonen wie Nachbarn, Freunde, Großeltern, Bekannte, Lehrer sind zu informieren und am besten gibt man ihnen ein Blatt mit den verbotenen Nahrungsmitteln und Getränken mit. Lassen Sie sich von kritischen Bemerkungen nicht entmutigen. Bei Schulkindern eignen sich die Ferien am besten für einen Diätbeginn.

● In der 1. Phase sämtliche Familienmitglieder in die Ernährungsumstellung einbeziehen.

● Den Küchen- und Vorratsschrank auf verbotene Lebensmittel kontrollieren und diese entfernen. Die entsprechenden Ersatzprodukte einkaufen. Auf Halb- sowie Fertigprodukte verzichten. Nur naturbelassene Lebensmittel aus biologischem Anbau kaufen. Je weniger verändert die Nahrungsmittel sind und je frischer sie konsumiert werden, desto mehr Vitamine, Mineralstoffe, Enzyme und auch Spurenelemente enthalten sie.

● Das Kind braucht Zuwendung. Man sollte sich genügend Zeit nehmen und allenfalls auf andere Aktivitäten verzichten. Auch das Kochen wird etwas mehr Zeit in Anspruch nehmen. Beim Spielen kann das Kind unauffällig beobachtet werden. Und Sie werden bestimmt schon bald erste Verhaltensveränderungen feststellen können.

● In einem Tagebuch (siehe Vorlage Seite 22), das Grundlage für das weitere Vorgehen ist, werden die folgende Daten festgehalten:

● Mahlzeiten (was wurde zum Frühstück, zum Mittagessen, zum Abendessen und als Zwischenmahlzeiten gegessen?).

● Wie hat sich das Kind nach den Mahlzeiten verhalten?

● Fixe Essenszeiten sind wichtig: Das Abendessen zwischen 17 und 18 Uhr einnehmen. Es empfiehlt sich, die Nahrungsaufnahme auf drei Haupt- und zwei bis drei Zwischenmahlzeiten zu verteilen. am Abend keine schweren Speisen und je nach Veranlagung auch keine Rohkost.

● Darauf achten, dass das Kind genügend trinkt (1,5 bis 2 Liter je Tag). Das ist bei vielen Kindern schwierig, vor allem, wenn sie mehrheitlich gesüßte Getränke konsumieren. Als Ersatzprodukte eignen sich Leitungswasser (nur bei guter Qualität) oder Mineralwasser ohne Kohlensäure und ungesüßte Kräutertees (oder mit Stevia gesüßt). Fruchtsäfte sind Nahrungsmittel und sollten nie als Durstlöscher konsumiert werden.

● Fünf Portionen Gemüse und Früchte pro Tag servieren. Es ist auf eine vitamin- und nährstoffschonende Zubereitung zu achten. Kinder mögen rohes Gemüse. Bei jeder Mahlzeit ein Schälchen mit Salat oder Gemüsestäbchen bereit stellen. Die Früchte stets als Zwischenverpflegung und nicht als Dessert anbieten, um Gärungsprozessen vorzubeugen.

● Zwei bis drei Portionen Kohlenhydrate pro Tag sind erlaubt. In der 1. Phase ist der 2-Wochen-Ernährungsplan einzuhalten.

● Fleisch und Fisch in kleinen Mengen (80–120 g pro Mahlzeit).

● Nur mit bestem Öl kochen; darf großzügig verwendet werden, weil die Kalorienbomben wegfallen.

Vorgehen bei der Ernährungsumstellung

Grundlage der Ernährungsumstellung ist die oligoantigene Diät von Prof. J. Egger (vergleiche «Diäten zur Verhaltensverbesserung», Seiten 16/17)

1. Phase – Weglassphase

Während der ersten beiden Wochen halte man sich an den 2-Wochen-Plan (siehe Seiten 24 und 25) und führe zusätzlich ein detailliertes Tagebuch. Die Auswahl der Lebensmittel ist bewusst klein gehalten. Zudem werden nur die Produkte verwendet, die aus Erfahrung ganz selten zu Unverträglichkeiten führen. Während der ersten zwei Wochen wird konsequent auf folgende Lebensmittel verzichtet:

- Zucker
- Milch und Milchprodukte
- Eier
- alle Getreide und daraus hergestellte Produkte, z. B. Brot, Mehl, Flocken, Backwaren, Teig und Teigwaren
- Hefe
- Hülsenfrüchte, auch Tofu
- Zusatz- und Farbstoffe
- Alle Halb-und Fertigprodukte, da diese oft Getreide, Milch, Zucker und auch Zusatz- und Farbstoffe enthalten.

2. Phase – Individualisierung

- Verhaltensveränderung gemäß Tagebuch (Seite 22) mit einer Fachperson besprechen.
- Wiedereinführung von Grundnahrungsmitteln wie Dinkel, Mais, Hafer, Nüssen, Äpfeln, Tomaten, Pilzen, Hülsenfrüchten, Dinkelbrot mit Hefe usw. Da die Kinder die Teigwaren lieben, ab der 3. Woche als erstes Grundnahrungsmittel Dinkelteigwaren dazu nehmen.
- Wenn ein neues Lebensmittel verwendet wird, mindestens 4 Tage, lieber eine ganze Woche, warten, bis ein weiteres neues Produkt hinzukommt. Das neue Lebensmittel während dieser Zeit häufig (1 bis 3 Mal täglich) verwenden.
- Nach Rezepten aus dem Buch kochen.
- Weiterhin Tagebuch führen, die Reaktionen auf das neue Lebensmittel gut dokumentieren.
- Zucker sowie Milchprodukte sind nach wie vor nicht erlaubt.

3. Phase – Stabilisierung

- Verhaltensveränderung gemäß Tagebuch (Seite 22) mit einer Fachperson besprechen.
- Festlegen der Lebensmittel, die in Zukunft gemieden werden müssen. Zu berücksichtigen ist, dass oft auch die Menge verantwortlich ist, z. B. beim Zucker. Die Unterschiedlichkeit der Wirkung von Dinkelguetzli/-plätzchen mit 200 g Zucker und solchen mit 3 Esslöffeln Agavendicksaft und etwas Stevia ist frappant.
- Auch in Zukunft vollwertige und nach Möglichkeit biologische Lebensmittel verwenden. Halb- und Fertigprodukte meiden.

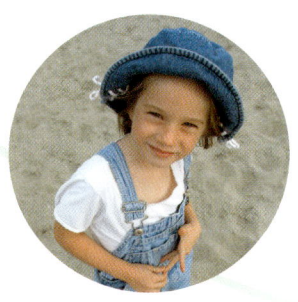

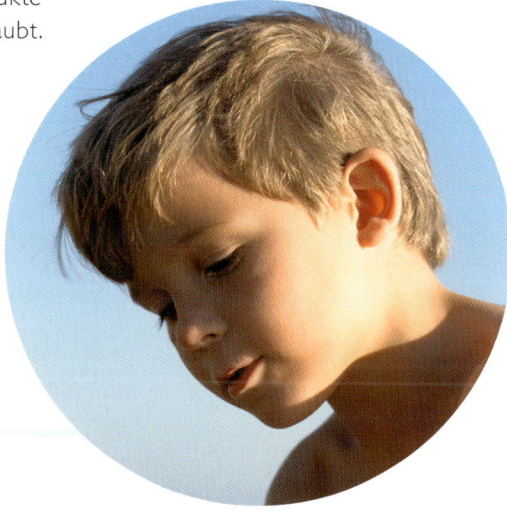

Tagebuch

	Detaillierte Angaben zu den Mahlzeiten	Verhaltensveränderungen (z. B. Zappeligkeit, Aggressivität, Lautstärke, Bettnässen usw.)
Datum		
Frühstück		
Mittagessen		
Nachtessen		
Datum		
Frühstück		
Mittagessen		
Nachtessen		
Datum		
Frühstück		
Mittagessen		
Nachtessen		

Produkte-Abc

Aceto Balsamico, weißer Süß-würziger Essig aus Traubenmost.

Agar-Agar Pflanzliches Bindemittel aus Meeresalgen. Erhältlich im Supermarkt, Bioladen und Reformhaus.

Agavendicksaft Aus dem Herz der Agave wird der Dicksaft gewonnen, indem das Herz zerkleinert und das gewonnene Mus gepresst, der Saft gefiltert und eingedickt wird. Im Bioladen und Reformhaus erhältlich.

Apfel- oder Birnenessig Im biologischen Gärverfahren schonend gewonnener naturreiner Apfel- oder Birnenessig.

Apfelpektin Geliermittel aus Apfelpektin.

Bourbon-Vanille Die Vanilleschoten werden ganz gemahlen. Im Bioladen und Reformhaus erhältlich.

Carob Aus der Schote des Johannisbrotbaumes hergestellt. Ersatz für Kakaopulver. Im Reformhaus erhältlich.

Dinkel Wird von vielen Menschen mit einer Weizenunverträglichkeit gut vertragen. Es ist auf sortenreinen, unverfälschten UrDinkel zu achten. Auch beim Großverteiler stehen immer häufiger Dinkelprodukte in den Regalen, so auch helles Dinkelmehl. Achtung: oft enthalten gekaufte Dinkelbrote oder Dinkelmehlmischungen zum Selberbacken Weizenmehl. Zutatenliste lesen! Nur reine Dinkelprodukte verwenden! Dinkelpaniermehl stellen Sie am besten selber her. Altbackenes Dinkelbrot in ein Geschirrtuch einschlagen und mit dem Nudelholz fein zerbröseln/mahlen. Oder Brot im Cutter/Mixer fein mahlen. Manche Reformhäuser führen ebenfalls Dinkelpaniermehl.
Folgende Dinkel-Produkte sind im Bioladen und Reformhaus erhältlich:
Dinkelvollkornbrot
Dinkelblätterteig
Dinkelteigwaren, z .B. Spaghetti, Penne, Nudeln, Hörnli usw.
eventuell auch Dinkelpaniermehl

Fleisch Aus artgerechter Haltung oder von kontrolliertem Bio-Hof

Gemüsebrühe Nur vegetabilen Gemüse-Extrakt ohne Zusatzstoffe und Hefe. Im Bioladen und Reformhaus erhältlich.

Hefe Immer Frischhefe in Bioqualität verwenden. Konventionelle Trockenhefe enthält Emulgatoren.

Kräutermeersalz Aus Meersalz, frischen Gemüsen und Kräutern hergestellt. Darauf achten, dass es kein Antiklumpmittel (E 535) enthält. Erhältlich im Bioladen und Reformhaus.

Mandelmilch Kann aus Mandelmus selbst hergestellt werden. Im Reformhaus ist sie im Tetrapack erhältlich.

Mandelpüree Pürierte Mandelmasse ohne Zuckerzusatz. Reich an ungesättigten Fettsäuren. Im Bioladen und Reformhaus erhältlich.

Marantamehl/Pfeilwurzelmehl Aus den Knollen der westindischen Maranta arundinacea L. gewonnen. Im Bioladen und Reformhaus erhältlich.

Pecorino Schafskäse, in verschiedenen Reifegraden erhältlich.

Phosphatfreies Backpulver Im Bioladen und Reformhaus erhältlich.

Quinua Das «heilige Korn» der Inkas (ist kein Getreide). Quinua hat einen hohen Eiweißgehalt und schmeckt vorzüglich. Im Bioladen, Reformhaus und Weltladen erhältlich.

Rahm Biologischen Vollrahm/süße Sahne verwenden. Keine ultrahoch erhitzten Produkte verwenden.

Reismehl Im Bioladen und Reformhaus kann frisch gemahlenes Reismehl gekauft werden.

Reismilch Im Bioladen und Reformhaus im Tetrapack erhältlich.

Stevia (Süßkraut) Uralte Kulturpflanze der Indianer. Hat eine sehr hohe Süßkraft.
Handel Schweiz:
Stevia ist als getrocknetes Kraut, flüssig oder als Pulver erhältlich. Steviatropfen und Steviapulver sind nur in Drogerien und Apotheken erhältlich.
Handel Deutschland:
Der Handel ist zur Zeit eingeschränkt. Stevia darf als Lebensmittel nicht vertrieben werden.

Stevia rebaudiana wird als «Stevia» und Steviside als «Steviaside» vermarktet. Flüssigextrakte sind als «Stevia-Fluid» und «Stevia Liquid» erhältlich. Eine aktuelle Liste mit Bezugsquellen senden wir Ihnen gerne zu:
NaturaViva Verlags GmbH
Leserservice
Postfach 120
D-71256 Weil der Stadt.
Fax 070 33/13 80 813
Mail info@naturavivaverlag.de.
Steviaflüssigkeit selber herstellen (Ersatz für Tropfen und Pulver):
Eine Hand voll getrocknete Steviablätter in 1 dl/100 ml Wasser geben, 4 Tage bei Zimmertemperatur stehen lassen, dann abseihen. Die Flüssigkeit in ein Fläschchen abfüllen, verschlossen im Kühlschrank aufbewahren. Bei Verwendung der selbst hergestellten Flüssigkeit muss in den Rezepten die Tropfenzahl verdoppelt werden. Stevia kann auch als Kübelpflanze kultiviert werden (bei Nachttemperaturen minus 8 °C ist sie an einen wärmeren, hellen Ort zu bringen).

Trockenfrüchte Nur ungeschwefelte Trockenfrüchte kaufen.

Würste, Wurstwaren, Schinken, Speck, Salami, Brät usw.
Nur Produkte ohne Zusatzstoffe kaufen.
Schweiz:
Der AEV (Arbeitskreis für Ernährung und Verhalten, 4600 Olten) vermittelt Adressen von Schweizer Metzgereien, die zusatzstofffreie Produkte herstellen.
Deutschland:
Listen von Metzgereien erhalten Sie von den ökologischen Anbauverbänden (Bioland, Demeter, Naturland).

Grundsätzliche Regeln
- Meiden Sie alle Halb- und Fertigprodukte
- Kaufen Sie keine Lebensmittel mit Zusatzstoffen (E-Nummern)
- Bevorzugen Sie saisongerechte biologische Produkte.

2-Wochen-Plan

	Frühstück	**Mittagessen**	**Nachtessen**
MO	Kräutertee Reispudding mit Mandelmilch (S.81), Fruchtsauce (S.75)	Pouletcurry ohne Früchte (S.68), Vollreis, grüner Salat vegetarische Variante Hirsebratlinge (S.46), Karotten und Brokkoli, grüner Salat	Minestrone mit Basilikumpesto (S.30), 2 Reiswaffeln mit Mandelmus
DI	Kräutertee Rösti aus Goldhirse (S.48)	Geschmortes Rinderfleisch (S.71), Salzkartoffeln, Blumenkohlsalat vegetarische Variante Folienkartoffeln (S.52), Kartoffel-Zucchini-Küchlein (S.54), grüner Salat	Gschwellti/Pellkartoffeln, Avocado-Aufstrich (S.27), Mandonnaise (S.30), rohe Gemüsestäbchen: z. B. Karotten, Kohlrabi, Fenchel
MI	Kräutertee Kartoffelrösti	Mandelhuhn (S.69), Karottensalat, grüner Salat vegetarische Variante Wirz an Safransauce (S.60), Vollreis, grüner Salat	Hirsebratlinge (S.46), Brokkoli, grüner Salat
DO	Kräutertee «Milchreis» (Rezept Reispudding (S.81), aber ohne Rosinen, warm servieren), Fruchtsauce (S.75)	Hirsekugeln auf buntem Gemüse (S.46), Brokkoli-Karotten-Salat (S.57)	Siedfleischsalat (S.70), Quinua-Salat (S.38),
FR	Kräutertee Rösti aus Goldhirse (S.48)	Poulet-Kartoffel-Pfanne (S.66), grüner Salat vegetarische Variante Karottenburger mit Kartoffelmehl (S.44), Brokkoli, grüner Salat	Mandelsuppe (S.28), gemischter Salat, 2 Reiswaffeln
SA	Kräutertee Hiseköpfchen (S.80)	Paella mit Gemüse (S.60), grüner Salat	Geflügelsalat m. Früchten (S.66), oder Risotto aus Vollreis mit Safran
SO	Kräutertee Rösti aus Goldhirse (S.48)	Lammkoteletts mit Oliven und Artischocken (S.72), Folienkartoffeln (S.52), Zucchini-Karottensalat vegetarische Variante Folienkartoffeln (S.52), Karotten und Blumenkohl, grüner Salat	Quinua-Burger (S.44), gemischter Salat

Zwischenverpflegung Am Morgen: rohes Gemüse oder 1 Birne oder eventuell 1 Banane • Am Nachmittag: 1 Birne oder eventuell 1 Banane • Zwischendurch dürfen auch Mandeln gegessen werden • Getränke: ungezuckerter Kräutertee oder Wasser • Keine Süßigkeiten

	Frühstück	Mittagessen	Nachtessen
MO	Kräutertee Reispudding (S.81)	Pouletcurry ohne Früchte (S.68), Vollreis, grüner Salat vegetarische Variante Paella mit Gemüse (S.60), grüner Salat	Minestrone mit Basilikumpesto (S.30), 2 Reiswaffeln mit Mandelmus
DI	Kräutertee Rösti aus Goldhirse (S.48)	gefüllte Zucchetti (S.58), grüner Salat	Kartoffelrösti, gemischter Salat
MI	Kräutertee «Milchreis» (Reispudding (S.81), aber ohne Rosinen, warm servieren)	Hamburger mit Avocadosauce (S.72), ohne Brot, Risotto aus Vollreis mit Safran, Brokkoli, gem. Salat vegetarische Variante Gemüsestäbchen mit Kartoffeldipp und Avocadosauce (S.72), Risotto	Quinua-Burger (S.44), gemischter Salat
DO	Kräutertee Hiseköpfchen(S.80)	Panierte Schnitzel/Fleischscheiben, Folienkartoffeln (S.52), grüner Salat vegetarische Variante Folienkartoffeln (S.52), Karotten und Brokkoli, grüner Salat	Mandelsuppe (S.28), Quino-Salat (S.38)
FR	Kräutertee Rösti aus Goldhirse (S.48)	Paella mit Gemüse (S.60), eventuell gebratene Pouletschenkel/ Hähnchenkeulen dazu servieren	Minestrone mit Basilikumpesto (S.30), 2 Reiswaffeln mit Mandelmus
SA	Kräutertee Kartoffelrösti	Gebratene Poulet-/Hähnchen- brüstchen, Kartoffel-Zucchini- Küchlein (S.54), grüner Salat vegetarische Variante Kartoffel-Zucchini-Küchlein (S.54), rohe oder gekochte Karotten, Salat	Hirsebratlinge (S.46), Karottensalat
SO	Kräutertee «Milchreis» (Reispudding (S.81), ohne Rosinen, warm servieren)	gehacktes Rinderfleisch, Kartoffel- püree (S.52), grüner Salat vegetarische Variante Hirsekugeln auf buntem Gemüse (S.46)	Gschwellti/Pellkartoffeln, Avocado- sauce (S.72), Mandonnaise (S.30), rohe Gemüsestäbchen: z. B. Kohl- rabi, Karotten, Fenchel

Brotaufstriche

leichte Suppen

Salatsaucen

Snacks

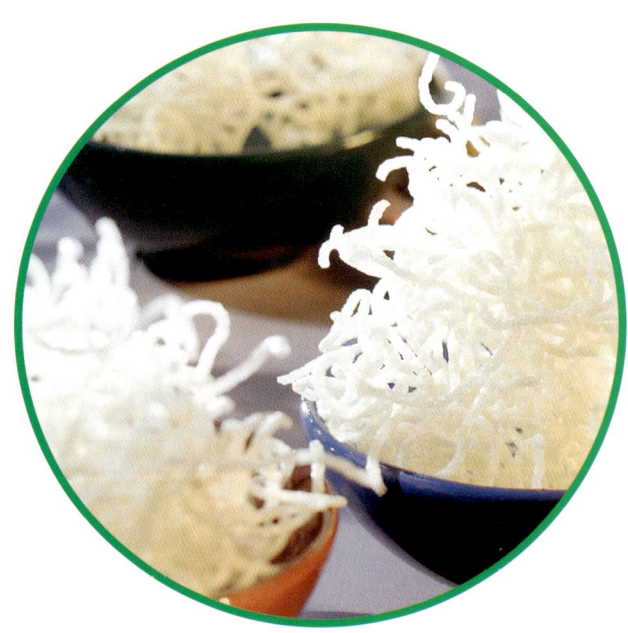

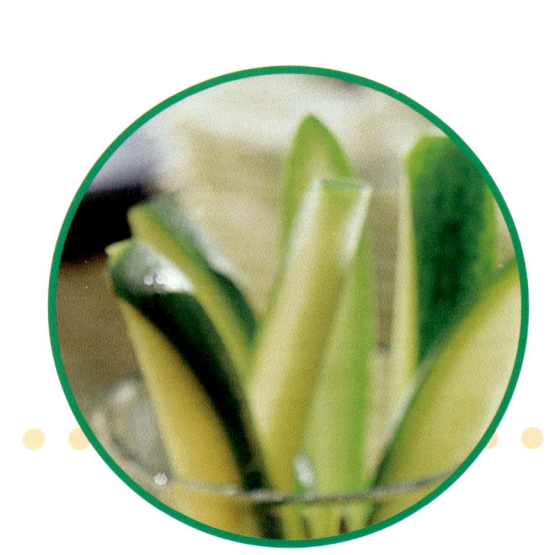

Himbeer-aufstrich

500 g Himbeeren
15 Tropfen Stevia
(siehe auch Seite 23)
15 g Apfelpektin

1 Himbeeren mit dem Stevia auf-kochen, das Apfelpektin prisen-weise einrühren. Nach ein paar Minuten wenig Fruchtmus ent-nehmen und prüfen, ob der Auf-strich fest genug ist.

2 Den Himbeeraufstrich in kleine Gläser füllen, mit einer Klarsicht-folie abdecken, erkalten lassen, ohne Deckel einfrieren. Oder den Fruchtaufstrich heiß einfüllen.

Zum Rezept Fruchtaufstriche sind Ersatz für die stark zucker-haltigen Konfitüren.

Tipp Den Fruchtaufstrich mit anderen Früchten, je nach Verträg-lichkeit, zubereiten.

Avocado-Aufstrich

1 reife Avocado
½ TL Apfel- oder Birnenessig
frische Gartenkräuter,
z. B. Petersilie, Basilikum,
Majoran usw., gehackt
wenig Kräutermeersalz
wenig frisch gemahlener Pfeffer

Die Avocado halbieren, den Stein entfernen, das Fruchtfleisch mit einem Löffel aus der Schale nehmen, mit Essig und Garten-kräutern pürieren, mit Kräutersalz und Pfeffer abschmecken.

Tipp Schmeckt herrlich auf getoastetem Brot, mit Reiswaffeln, zu rohem Gemüse und gekochten Schalenkartoffeln (Gschwellti).

Trockenobst-Aufstrich

1 Tasse ungeschwefeltes
Trockenobst
(je nach Verträglichkeit)
½ Tasse Mandeln, grob gehackt
2 EL Agavendicksaft oder
10–15 Tropfen Stevia (siehe
auch Seite 23)

1 Das Trockenobst einige Stunden im Wasser einweichen, abtropfen lassen und klein schneiden.

2 Trockenobst und Mandeln im Cutter oder im Mixer nicht zu fein pürieren, mit Agavendicksaft oder Stevia süßen.

Carob-Bananen-Aufstrich

1 reife Banane
wenig Carobpulver

Die Banane mit einer Gabel fein zerdrücken, mit dem Carobpulver abschmecken.

Tipp Mit Reiswaffeln ein Genuss!

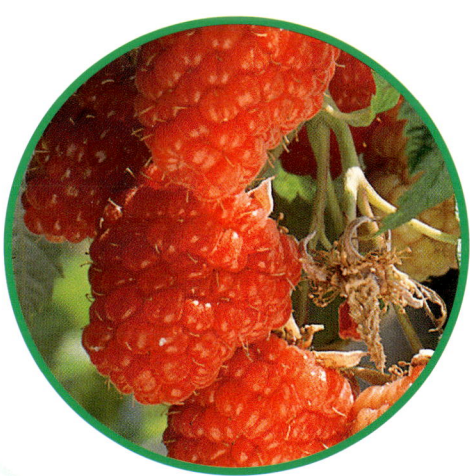

Mandelsuppe

100 g gehackte, ungeschälte
Mandeln
2 EL natives Olivenöl extra
3 Knoblauchzehen,
durchgepresst
2 rote Peperoni/Paprikaschoten
(bei Verträglichkeit)
1 l Gemüsebrühe
1 Briefchen Safranpulver
Kräutermeersalz
2 Scheiben Dinkelbrot
½ Bund Petersilie, fein gehackt

1 Die Mandeln in einer Bratpfanne ohne Fett langsam goldbraun rösten, abkühlen lassen.
Fein reiben.

2 Die Brotscheiben in Würfel
schneiden, im Backofen bei starker
Hitze toasten.

3 Die Peperoni halbieren, den
Stielansatz und die Kerne entfernen, in Streifen schneiden, mit
dem Knoblauch im Olivenöl
andünsten, die Gemüsebrühe und

den Safran zufügen, die Suppe bei
schwacher Hitze 5 Minuten
kochen. Die geriebenen Mandeln
und die Petersilie unterrühren.

4 Die Mandelsuppe anrichten,
die getoasteten Brotwürfel
darüber streuen, sofort servieren.

Zum Rezept Die Mandeln sind
gute Kalziumlieferanten. Die
Suppe kann auch ohne Peperoni
zubereitet werden.

Brotaufstriche, leichte Suppen, Salatsaucen und Snacks

Erbsensuppe

1 EL natives Olivenöl extra
1 kleine Zwiebel, fein gehackt
300 g frische oder
tiefgekühlte grüne Erbsen
200 g fest kochende Kartoffeln,
in feinen Scheiben
8 dl/800 ml Gemüsebrühe
100 g Sauerrahm/saure Sahne
Meersalz
frisch gemahlener Pfeffer

Blüten von Borretsch, Calendula,
Kapuzinerkresse

1 Die Zwiebeln im Olivenöl
andünsten, die Erbsen und die
Kartoffeln zufügen, die Gemüsebrühe angießen, aufkochen,
köcheln, bis die Kartoffeln sehr
weich sind. Pürieren.

2 Die Suppe nochmals erhitzen,
den Sauerrahm unterrühren,
würzen. Anrichten, mit den Blüten
garnieren.

Tipp Im Sommer kann die
Erbsensuppe auch kalt serviert
werden.

Bild

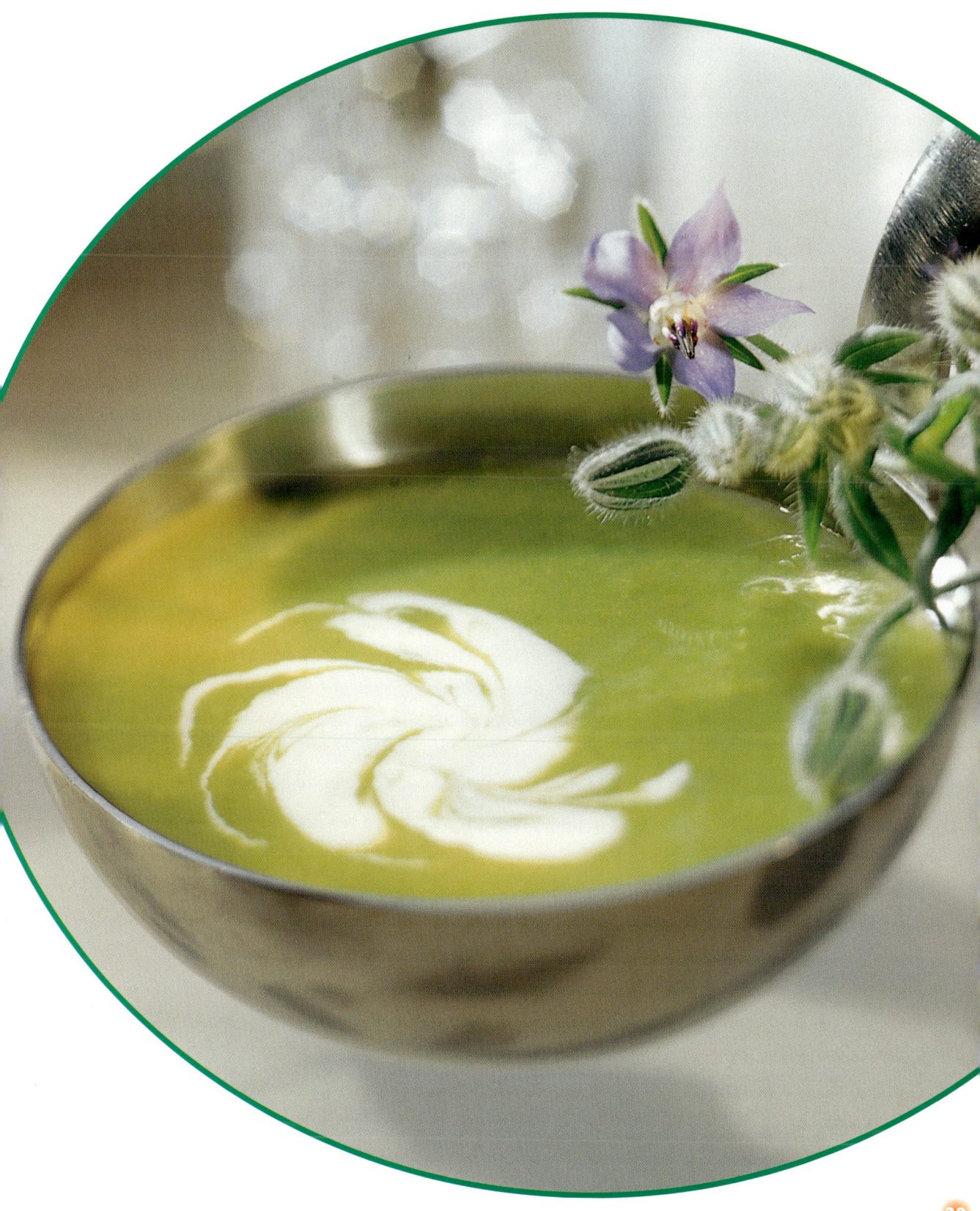

Minestrone mit Basilikumpesto

für 4 bis 6 Personen

2–3 EL natives Olivenöl extra
2 mittelgroße Zwiebeln,
in feinen Ringen
wenig gehackte Petersilie
je 1 Zweiglein Rosmarin, Majoran
und Thymian, gehackt
1 Lorbeerblatt
300 g Zucchini, gewürfelt
150 g Karotten, gewürfelt
250 g fest kochende Kartoffeln,
gewürfelt
1,5–2 l Gemüsebrühe
100 g Dinkel-Penne
80 g frische oder tiefgekühlte
Erbsen

Pesto
15 g Basilikumblätter
2 Knoblauchzehen
0,8 dl/80 ml natives Olivenöl
extra
3 EL geriebener Pecorino,
nach Belieben

1 Zwiebelringe im Olivenöl
andünsten, Kräuter, Lorbeerblatt
und Gemüsewürfelchen mit-
dünsten. Die Kartoffeln und die
Gemüsebrühe zufügen, bei
schwacher Hitze 3 Minuten
kochen. Die Penne zufügen und
al dente kochen. Die Erbsen
1 bis 2 Minuten mitkochen.

2 Für den Pesto die Zutaten mit
dem Stabmixer oder im Mixerglas
pürieren.

3 Minestrone anrichten, mit
einem Esslöffel Basilikumpesto
garnieren oder den Pesto separat
servieren.

Wichtig Während der ersten
2 Wochen Penne durch Natur-/
Vollkornreis ersetzen.

Bild

Brotaufstriche, leichte Suppen, Salatsaucen und Snacks

Salatsauce

1 TL Mandelpüree
1 EL Wasser
wenig Senf
wenig Kräutermeersalz
2 EL Apfel- oder Birnenessig
2–3 EL natives Olivenöl extra
fein gehackte oder fein
geschnittene Küchenkräuter,
nach Belieben

Alle Zutaten mit dem Schneebesen gut verrühren, die Kräuter
zufügen.

Mandonnaise

2 EL Mandelpüree
½ dl/50 ml Gemüsebrühe
1 TL Apfel- oder Birnenessig
wenig Senf
wenig Curry, nach Belieben
2,5 dl/250 ml Rapsöl

Mandelpüree, Gemüsebrühe,
Essig, Senf und Curry mit dem
Stabmixer aufmixen. Das Rapsöl
unter ständigem Rühren tropfenweise zufügen. Je mehr Öl
zugefügt wird, desto fester wird
die Mandonnaise.

Tipp Die Mandonnaise wird im
Kühlschrank sehr fest, deshalb ein
paar Minuten vor Gebrauch herausnehmen.

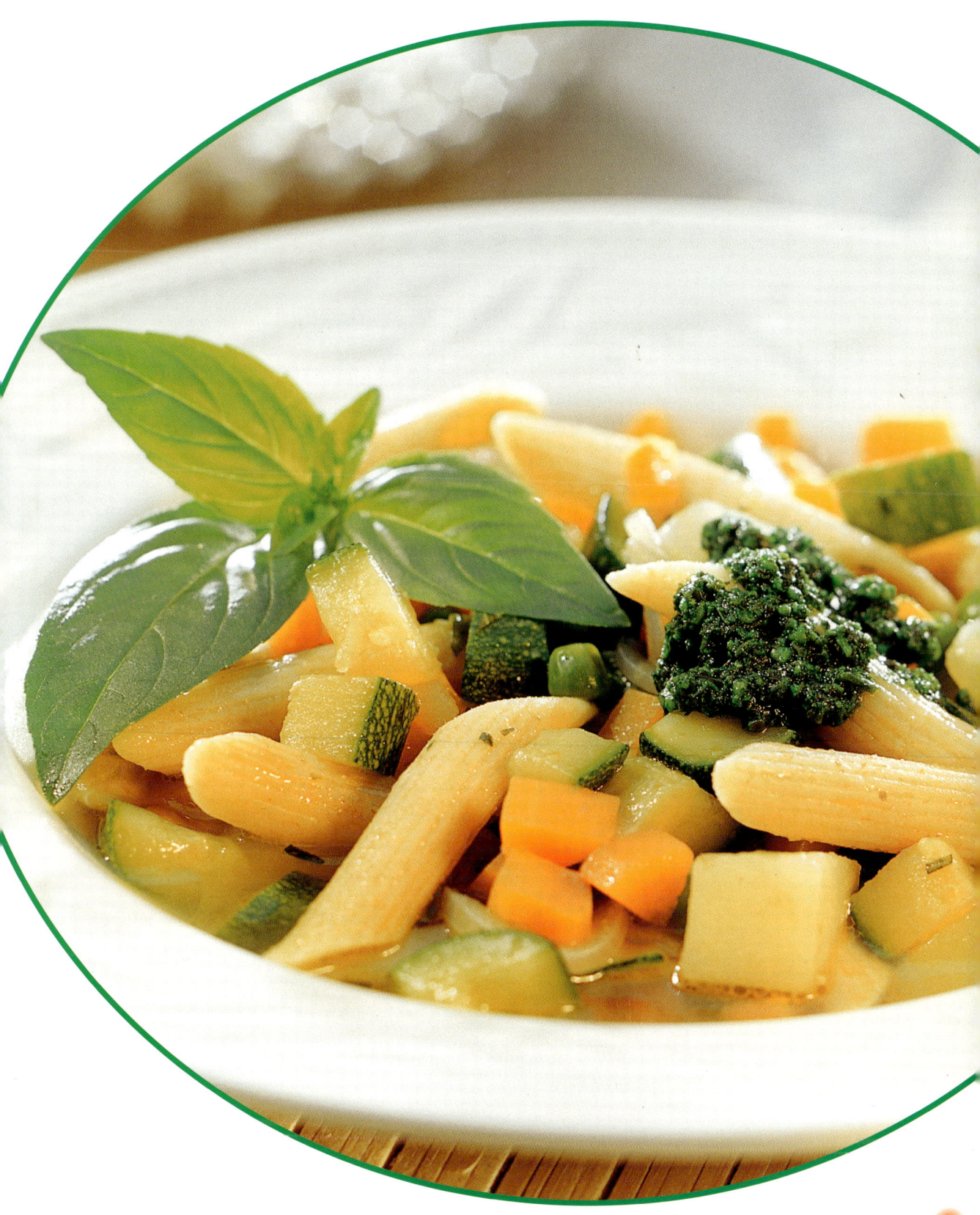

Gesalzene Mandeln

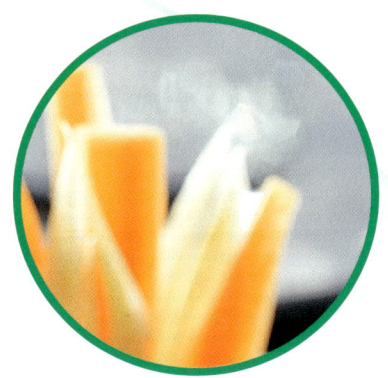

200 g ungeschälte ganze Mandeln
3–4 EL natives Olivenöl extra
Salz oder andere Gewürze

Die Mandeln im Olivenöl goldbraun braten, auf Küchenpapier
verteilen, mit Salz bestreuen.

Mandeln sind reich an ungesättigten Fettsäuren, Vitamin E
und Kalzium.

Variante Die ganzen Mandeln
trocken rösten.

Brotaufstriche, leichte Suppen, Salatsaucen und Snacks

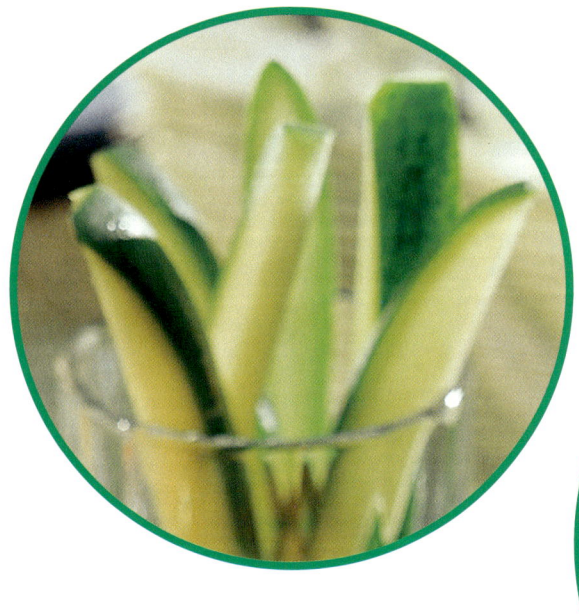

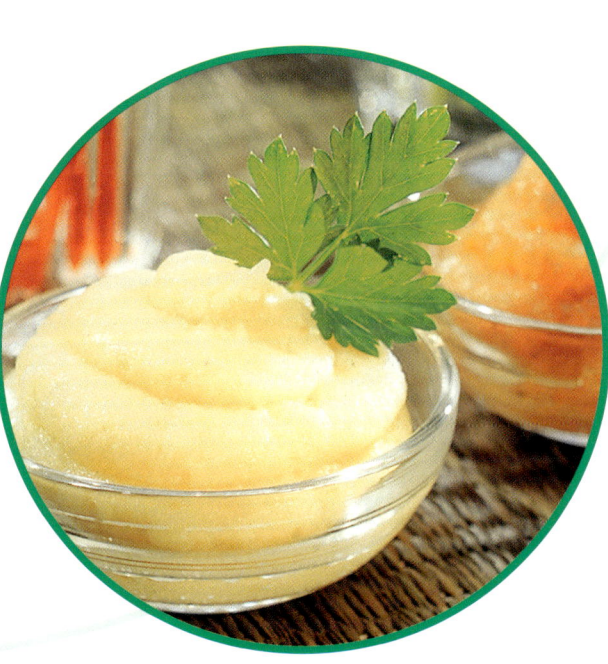

Gemüse-Rohkost mit Kartoffel- und Karottendip

für 4 bis 6 Personen

400–600 g Gemüse,
z. B. Karotten, Kohlrabi,
Gurken, Blumenkohl, Zucchini,
Peperoni/Paprikaschoten
(bei Verträglichkeit)

Kartoffeldipp
400 g mehlig kochende
Kartoffeln
1–4 Knoblauchzehen
1–2 TL Apfelessig
Meersalz
frisch gemahlener Pfeffer
0,8 dl/80 ml natives Olivenöl
extra

Karottendipp
100–150 g mehlig kochende
Kartoffeln
250 g Karotten
1–4 Knoblauchzehen
1–2 TL Apfelessig
Meersalz
frisch gemahlener Pfeffer
0,8 dl/80 ml natives Olivenöl
extra

1 Die Kartoffeln in der Schale im
Dampf weich garen, noch heiß
schälen und durch das Passevite/
die Flotte Lotte drehen. Die
Knoblauchzehen schälen und
durch die Knoblauchpresse zu
den Kartoffeln pressen, Apfelessig unterrühren, mit Salz und
Pfeffer abschmecken. Olivenöl
tropfenweise unterrühren.

2 Für den Karottendipp die
geschälten Karotten sehr weich
garen. Fortfahren wie unter Punkt
1 beschrieben.

3 Für das Dippgemüse Karotten
und Kohlrabi schälen und in
Stäbchen schneiden. Gurken und
Zucchini mit Schale in Stäbchen
schneiden. Peperoni halbieren,
Stielansatz und Kerne entfernen,
quer in nicht zu feine Streifen
schneiden. Blumenkohl in die einzelnen Röschen brechen.

Bilder

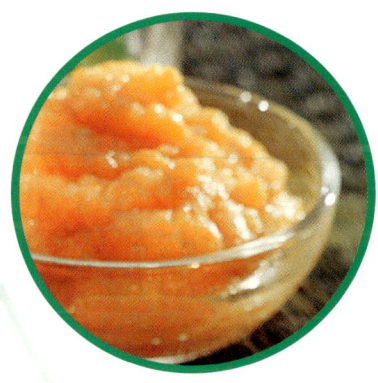

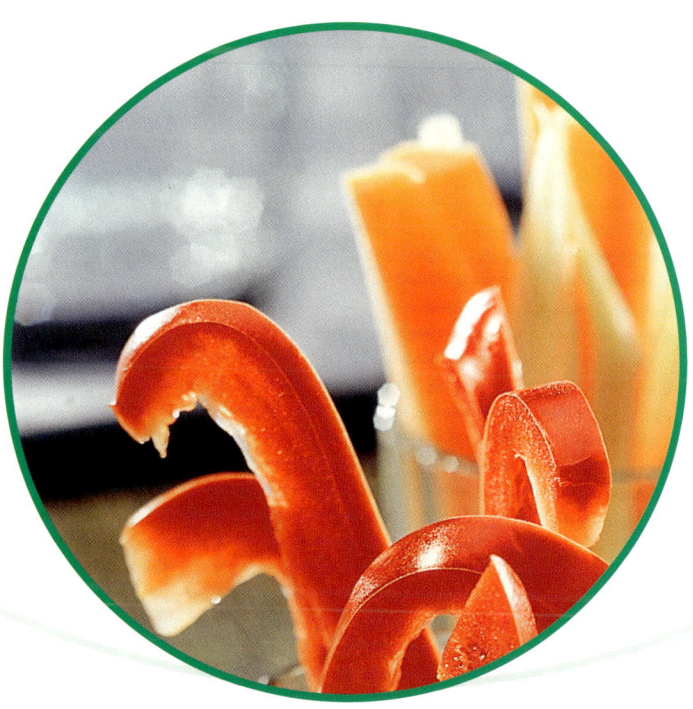

Gepuffte Reisnudeln

Reisnudeln, Menge nach
Belieben
Rapsöl oder
natives Olivenöl extra
Meersalz

In einen Kochtopf das Rapsöl
oder das Olivenöl 3 bis 5 cm hoch
einfüllen und sehr stark erhitzen
(das Öl muss sehr heiß sein). Eine
kleine Portion Reisnudeln ein-
streuen und nach wenigen
Sekunden mit einer Gabel aus
dem Öl nehmen, auf Küchenpapier abtropfen lassen.
Würzen.

Tipps Die Reisnudeln in der
offenen Fritteuse puffen. Sie
eignen sich auch als spezielle
Suppeneinlage .

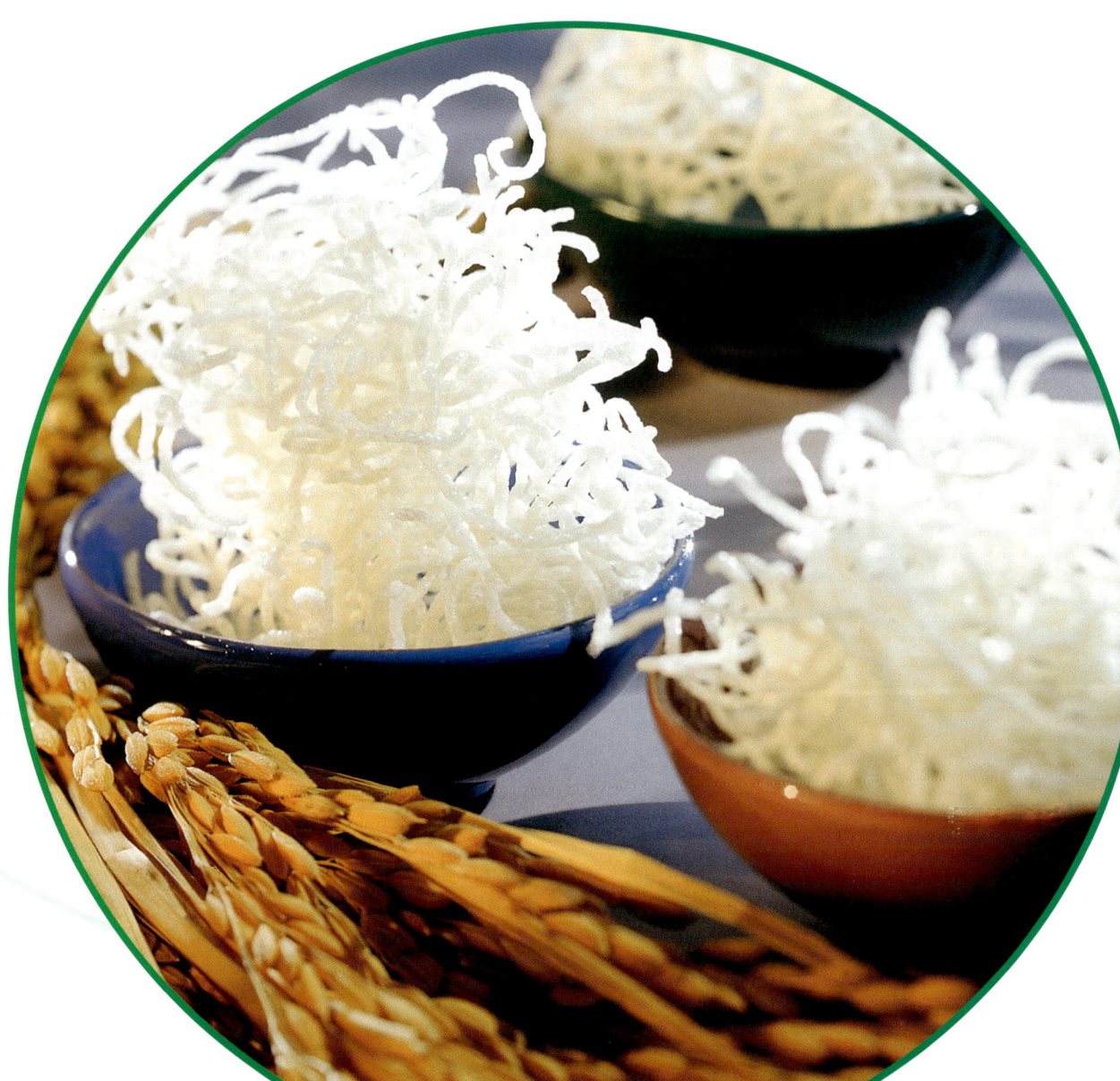

Vegetarische

Hauptgerichte und Beilagen

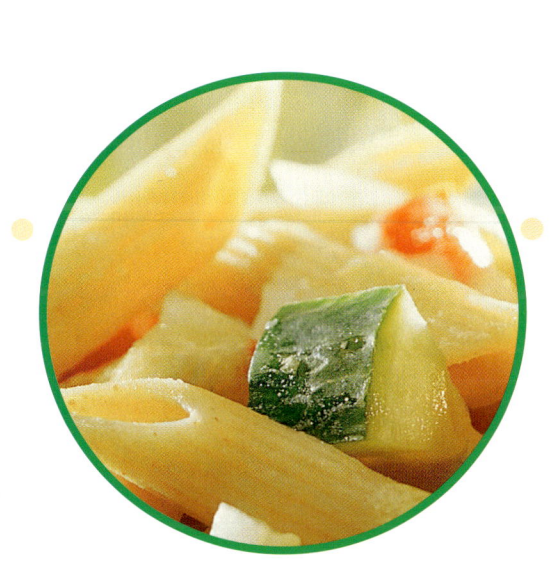

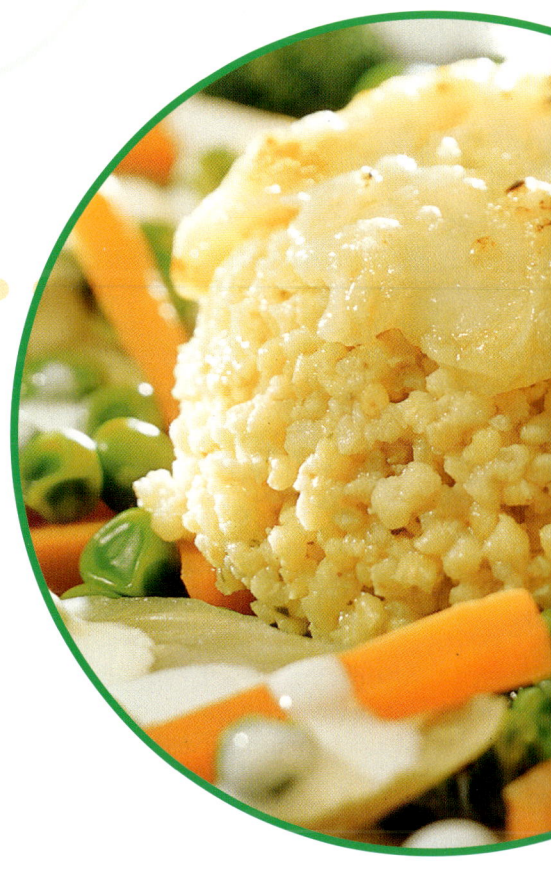

Patissonsalat

**für 4 Personen
als Hauptgericht**

1,2 kg Patissons (Sommer-
kürbisse, z. B. Kaisersmütze,
Bischofsmütze)
½ l Gemüsebrühe

Vinaigrette
1 dl/100 ml Gemüsesud der
Patiossons
2 EL Obstessig
2 EL weißer Balsmico-Essig
4 EL natives Olivenöl extra
2 EL fein gehackte oder
fein geschnittene Kräuter,
z. B. Petersilie, Schnittlauch,
Basilikum
1 durchgepresste Knoblauchzehe

1 geschälte Tomate, gewürfelt
und entkernt (bei Verträglichkeit)

1 Die Patissons ungeschält in
5 mm dicke Scheiben schneiden,
in der Gemüsebrühe knackig
garen, fächerartig auf einer Platte
oder einem großen flachen
Teller anrichten, erkalten lassen.

2 Für die Vinaigrette Gemüsesud, Obst- und Balsamico-Essig
sowie Olivenöl verquirlen, Kräuter
und durchgepresste Knoblauchzehen zufügen

3 Vinaigrette über die Patisson-
scheiben träufeln. Mit Tomaten-
würfelchen garnieren.

Tipp Mit 150 g gewürfeltem oder
gehobeltem Bündner Fleisch/
luftgetrocknetem Rinderfleisch
anreichern.

Bild

Vegetarische Hauptgerichte und Beilagen

Blumenkohlsalat

1 mittelgroßer Blumenkohl
2 EL geröstete Mandelstäbchen
fein gehackte Petersilie

Sauce
1 EL Mandelpüree
1 EL Wasser
2–3 EL Apfel- oder Birnenessig
wenig Kräutermeersalz
3 EL natives Olivenöl extra

1 Den ganzen Blumenkohl im
Dampf knackig garen, erkalten
lassen und in Röschen teilen.

2 Für die Sauce alle Zutaten mit
dem Schneebesen sämig rühren.

3 Den Blumenkohl anrichten, die
Sauce darüber träufeln, mit den
Mandelstäbchen und der Petersilie
bestreuen.

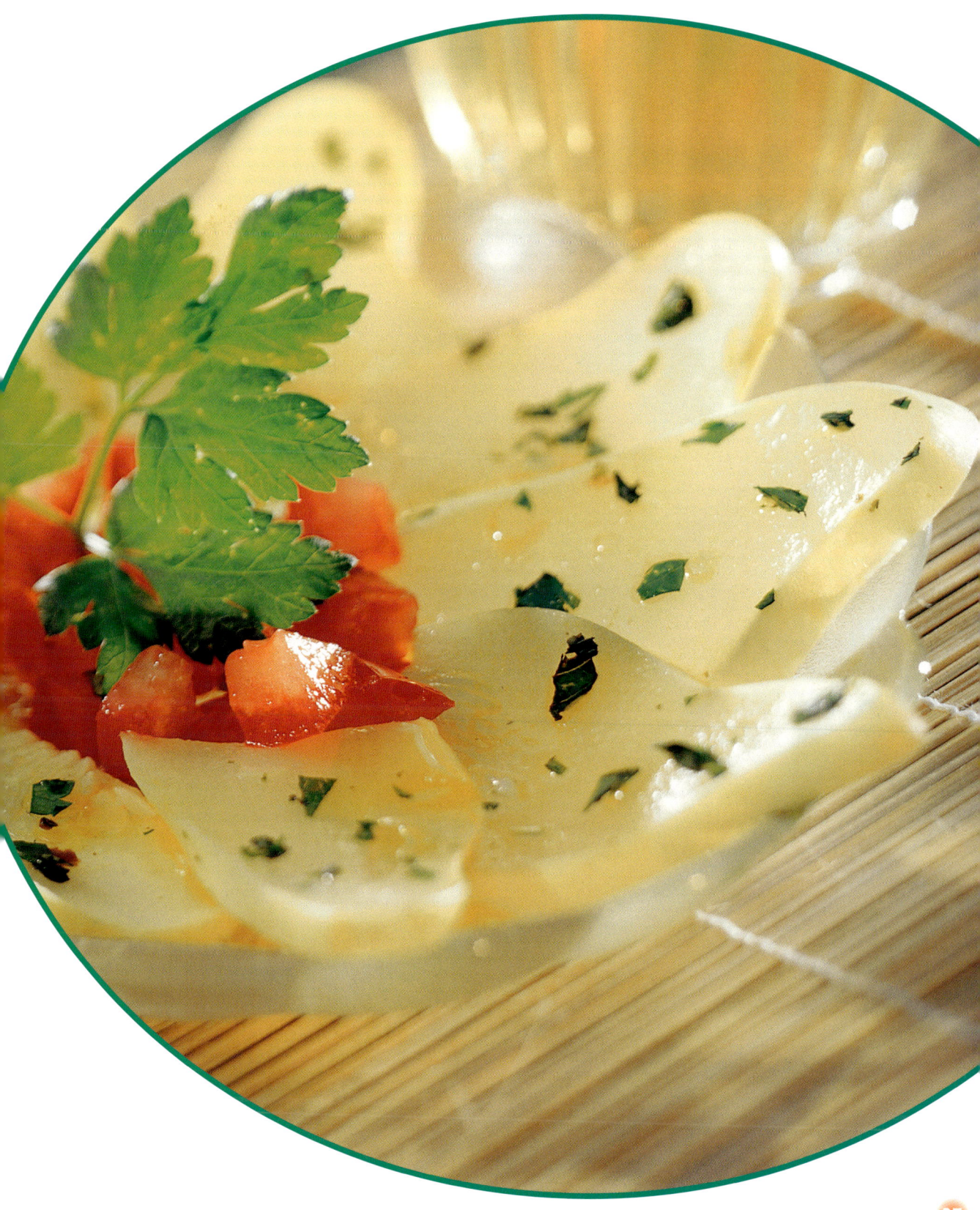

Pennesalat

350 g Dinkel-Penne oder
andere Dinkel-Teigwaren
1 kleine Peperoni/Paprikaschote
(bei Verträglichkeit)
½ Salatgurke, gewürfelt
1 kleine Zwiebel, fein gehackt

Sauce
1 TL Mandelpüree
2 EL Wasser
wenig Senf
4 EL Apfel- oder Birnenessig
5 EL natives Olivenöl extra
wenig Kräutermeersalz

1 Die Penne in reichlich Salzwasser al dente kochen, abgießen,
mit kaltem Wasser abschrecken.

2 Die Peperoni halbieren, Stielansatz und Kerne entfernen, in
kleine Vierecke schneiden.

3 Die Sauce zubereiten.

4 Alle Zutaten mit der Sauce vermengen, zugedeckt 30 Minuten
ziehen lassen.

Bild

● ● ● ● ● **Vegetarische Hauptgerichte und Beilagen** ● ● ● ● ● ● ● ● ● ● ● ● ● ●

Quinua-Salat

2 Tassen Quinua
2 Tassen Wasser
Meersalz

Sauce
2–3 EL Obstessig
Kräutermeersalz
frisch gemahlener Pfeffer
4 EL natives Olivenöl extra
1 kleine Zwiebel, fein gehackt
fein gehackte oder
fein geschnittene Kräuter,
z. B. Schnittlauch, Petersilie
Gemüsewürfelchen,
z. B. von Karotten, Gurken,
Peperoni/Paprikaschoten
(je nach Verträglichkeit)

1 Quinua mit dem Wasser aufkochen, 5 Minuten bei schwacher
Hitze köcheln lassen, auf der
ausgeschalteten Wärmequelle
zugedeckt 10 Minuten ausquellen
lassen, mit Salz würzen.

2 Den noch warmen Quinua mit
der Sauce vermengen.

Variante Für eine warme Mahlzeit Quinua mit ein bis zwei
fein geriebenen Karotten und
einem in Streifen geschnittenen
kleinen Lauch kochen.

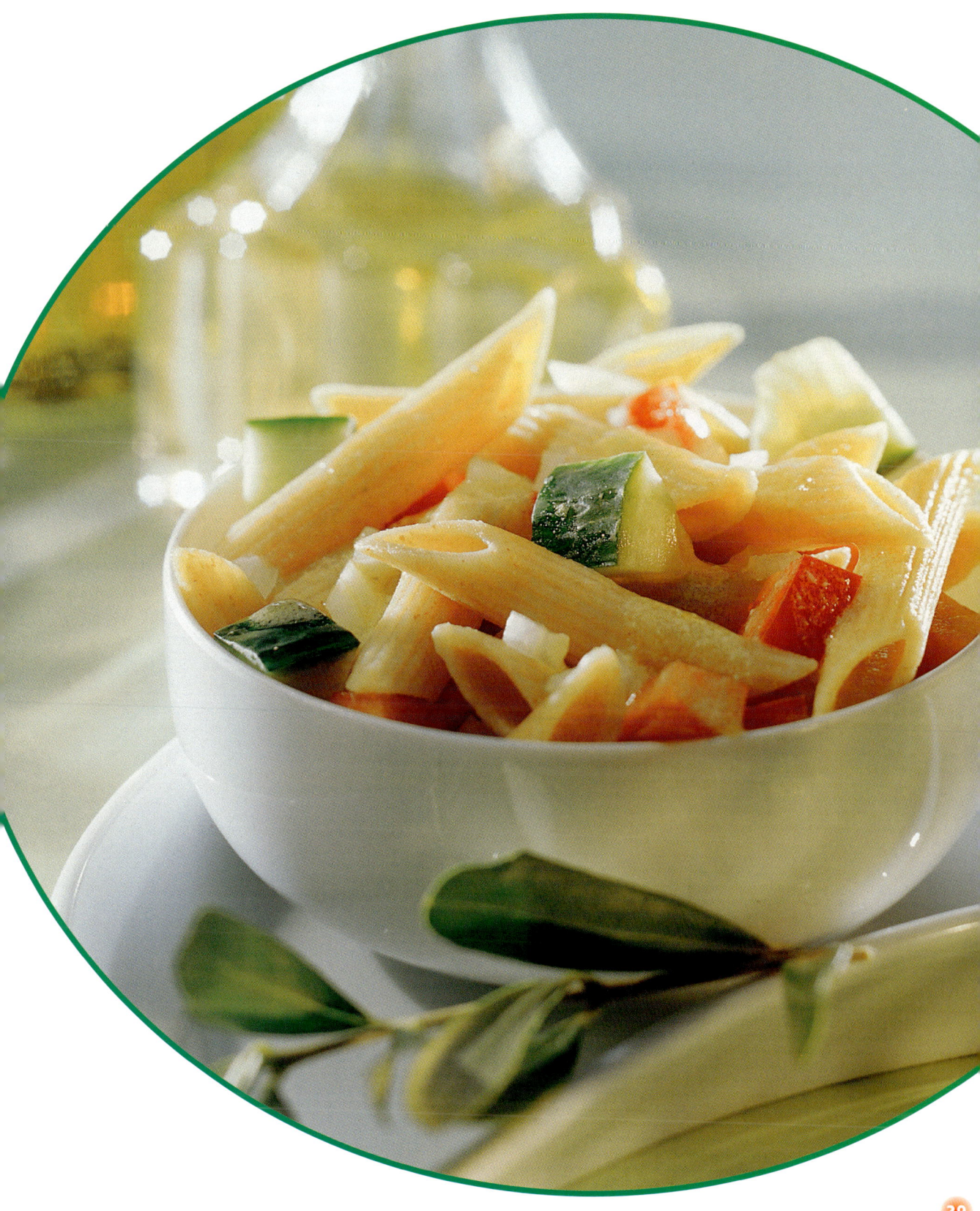

Brokkoli-Spinat-Lasagne

für 3 bis 4 Personen

ca. 150 g Dinkel-Lasagneblätter,
zur Verarbeitung vorbereitet

Füllung
300 g erntefrischer Blattspinat
oder
150 g tief gekühlter Blattspinat
100 g geriebener Pecorino,
(bei Verträglichkeit)
je 1 EL fein gehackter Majoran
und Thymian
1–2 EL fein gehackte Mandeln,
nach Belieben
1 durchgepresste Knoblauchzehe
Kräutermeersalz
frisch geriebene Muskatnuss
150 g Brokkoli, in Röschen

Béchamelsauce
2 EL Dinkelvollkornmehl
4 dl/400 ml Wasser und
100 g Rahm/süße Sahne
oder
½ l Reis- oder Mandelmilch
1 gehäufter TL Pfeilwurzel-/
Marantamehl oder
1 gehäufter TL Kartoffelstärke
Kräutermeersalz
frisch geriebene Muskatnuss

1 Den erntefrischen Spinat im Dampf zusammenfallen lassen, in einem Sieb nach kurzer Abkühlzeit gut ausdrücken. Den tiefgekühlten Blattspinat auftauen und ebenfalls ausdrücken. Den Spinat mit einem großen Messer hacken. Pecorino, Kräuter, Mandeln und durchgepressten Knoblauch unterrühren, mit Kräutersalz und Muskatnuss abschmecken.

2 Brokkolistrunk abschneiden, zuerst schälen und dann in kleine Würfel schneiden, die Blume in Röschen brechen. Beides im Dampf knackig garen.

3 Das Mehl in einer Pfanne mit wenig Wasser glatt rühren, das restliche Wasser und den Rahm unterrühren, unter ständigem Rühren aufkochen, bei schwacher Hitze 5 Minuten kochen. Das Pfeilwurzelmehl mit wenig Wasser glatt rühren, zur Sauce geben,

unter ständigem Rühren aufkochen, mit Kräutersalz und Muskatnuss abschmecken. Die Sauce sollte leicht gebunden sein.

4 Backofen auf 200 °C vorheizen.

5 Boden einer rechteckigen Gratinform mit der Béchamelsauce bedecken. Eine Lage Lasagneblätter darauf legen, diese mit der Béchamelsauce überziehen, es folgen eine Lage Brokkoli und Spinat und Lasagneblätter, nun wieder Béchamelsauce usw., mit Lasagneblättern und Béchamelsauce abschließen.

6 Lasagne in der Mitte in den Ofen schieben, bei 200 °C 20 bis 30 Minuten backen.

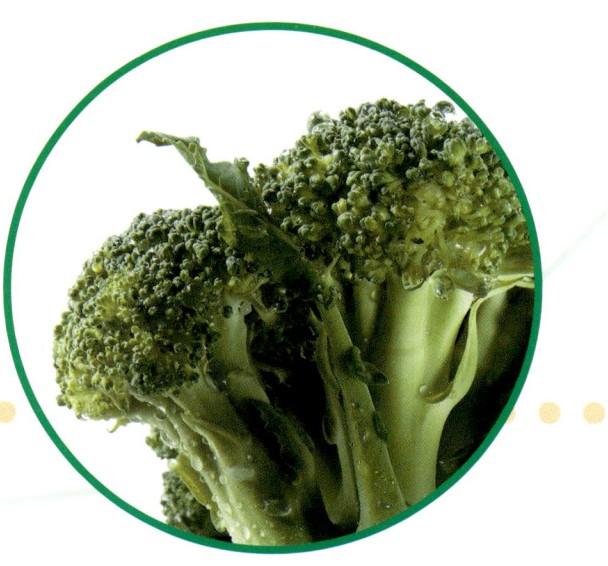

Spinatschnecken

300 g Dinkelhalbweißmehl/
Mehltype 720
½ TL Meersalz
½ Bio-Hefewürfel (ca. 20 g)
6 EL natives Olivenöl extra
1½ dl/150 ml Reismilch

Füllung
(reicht für die halbe Teigmenge)
1 EL natives Olivenöl extra
1 große Zwiebel, fein gehackt
6 Knoblauchzehen,
durchgepresst
100 g Spinat oder Lattich,
in Streifen
3–4 EL Wasser
Kräutermeersalz
Cayennepfeffer, nach Belieben

1 Mehl und Salz in einer Schüssel mischen, zerbröckelte Hefe, Olivenöl und Reismilch zufügen, zu einem weichen und glatten Teig kneten. Bei Zimmertemperatur zugedeckt auf rund das doppelte Volumen aufgehen lassen.

2 Zwiebeln und Knoblauch im Olivenöl andünsten, Spinat oder Lattich zufügen und kurz mitdünsten, 3 bis 4 Esslöffel Wasser zufügen, bei schwacher Hitze einige Minuten garen, pürieren, mit Kräutersalz und Cayennepfeffer abschmecken.

3 Die halbe Teigmenge auf wenig Mehl 4 mm dick ausrollen. Die Füllung darauf ausstreichen, auf allen Seiten einen 1 cm breiten Rand frei lassen. Teig von der Längsseite her aufrollen, Enden gerade schneiden. Rolle in etwa 3 cm breite Stücke schneiden. Die Scheiben in gleichmäßigem Abstand auf ein mit Backpapier belegtes Blech legen, sie müssen sich fast berühren. Zugedeckt nochmals 30 Minuten gehen lassen.

4 Backofen auf 200 °C vorheizen.

5 Die Schnecken in der Mitte in den Ofen schieben, bei 200 °C 20 bis 25 Minuten backen.

Tipps Die pikanten Schnecken zusammen mit einem Salat als Abendessen oder für mehrere Personen als Vorspeise servieren. Den restlichen Schneckenteig einfrieren, so können die nächsten Schnecken in der halben Zeit zubereitet werden.

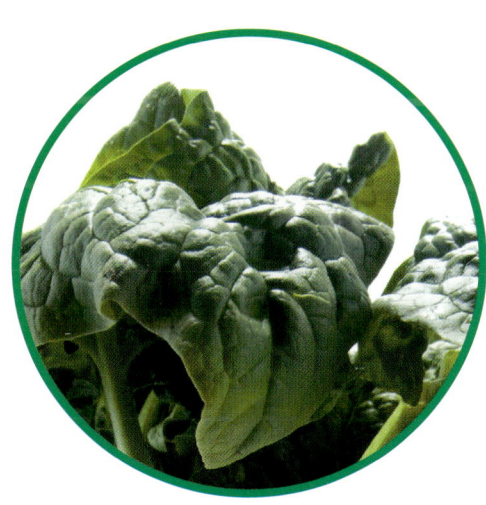

Dinkel-Spaghetti mit Brokkolisauce

400 g Dinkel-Spaghetti

Brokkolisauce
1 EL natives Olivenöl extra
1 kleine Zwiebel, fein gehackt
½ TL milder Curry
300 g Brokkoli
4 dl/400 ml Gemüsebrühe
½ dl/50 g Rahm/süße Sahne
½ TL Pfeilwurzel-/Marantamehl
Kräutermeersalz
wenig gehackte Petersilie

1 Brokkolistrunk abschneiden, schälen und in kleine Würfel schneiden, die Blume in kleine Röschen brechen.

2 Die Zwiebeln und den Curry im Olivenöl andünsten, Brokkoli-würfelchen und -röschen mitdünsten, die Gemüsebrühe angießen und aufkochen, das Gemüse weich garen, pürieren. Kurz vor dem Servieren die Sauce zusammen mit dem Rahm erhitzen, je nach Konsistenz mit dem Pfeilwurzelmehl (mit wenig Wasser anrühren) binden, 2 bis 3 Minuten köcheln lassen, mit Kräutersalz abschmecken, die Petersilie unterrühren.

3 Die Spaghetti in reichlich Salz-wasser al dente kochen, in ein Sieb abgießen, gut vermengen.

Variante Den Brokkoli durch Zucchini ersetzen.

Bild

Grüne Gnocchi

500 g mittelgroße mehlig kochende Kartoffeln
200 g erntefrischer oder tiefgekühlter Spinat
Meersalz
frisch geriebene Muskatnuss
wenig frisch gemahlener Pfeffer
ca. 250 g Dinkelhalbweißmehl/ Mehltype 720
natives Olivenöl extra oder Butter
geriebener Pecorino
(bei Verträglichkeit)

1 Die Kartoffeln in der Schale im Dampf sehr weich garen, noch heiß schälen und durch das Passe-vite/die Flotte Lotte drehen oder die Kartoffelpresse drücken.

2 Den frischen Spinat im Dampf zusammenfallen lassen, pürieren. Den gefrorenen Spinat auftauen, pürieren. Den Spinat unter die Kartoffeln rühren, würzen. So viel Mehl einkneten, dass ein weicher Teig entsteht. Aus dem Teig auf bemehlter Arbeitsfläche finger-dicke Rollen formen, in 2 cm lange Stücke schneiden, mit einer Gabel ein Muster eindrücken.

3 In einem Kochtopf leicht gesalzenes Wasser aufkochen. Die Gnocchi portionsweise in das kochende Wasser geben, an die Oberfläche steigen lassen, mit einem Schaumlöffel herausnehmen, abtropfen lassen und in eine Schüssel geben, wenig Olivenöl darüber träufeln oder mit Butter-flocken belegen, warm stellen. Kurz vor dem Servieren mit dem Pecorino bestreuen.

Varianten Den Spinat durch weich gegarten Brokkoli oder weich gegarte Karotten ersetzen. Beides pürieren und unter das Kartoffelpüree rühren.

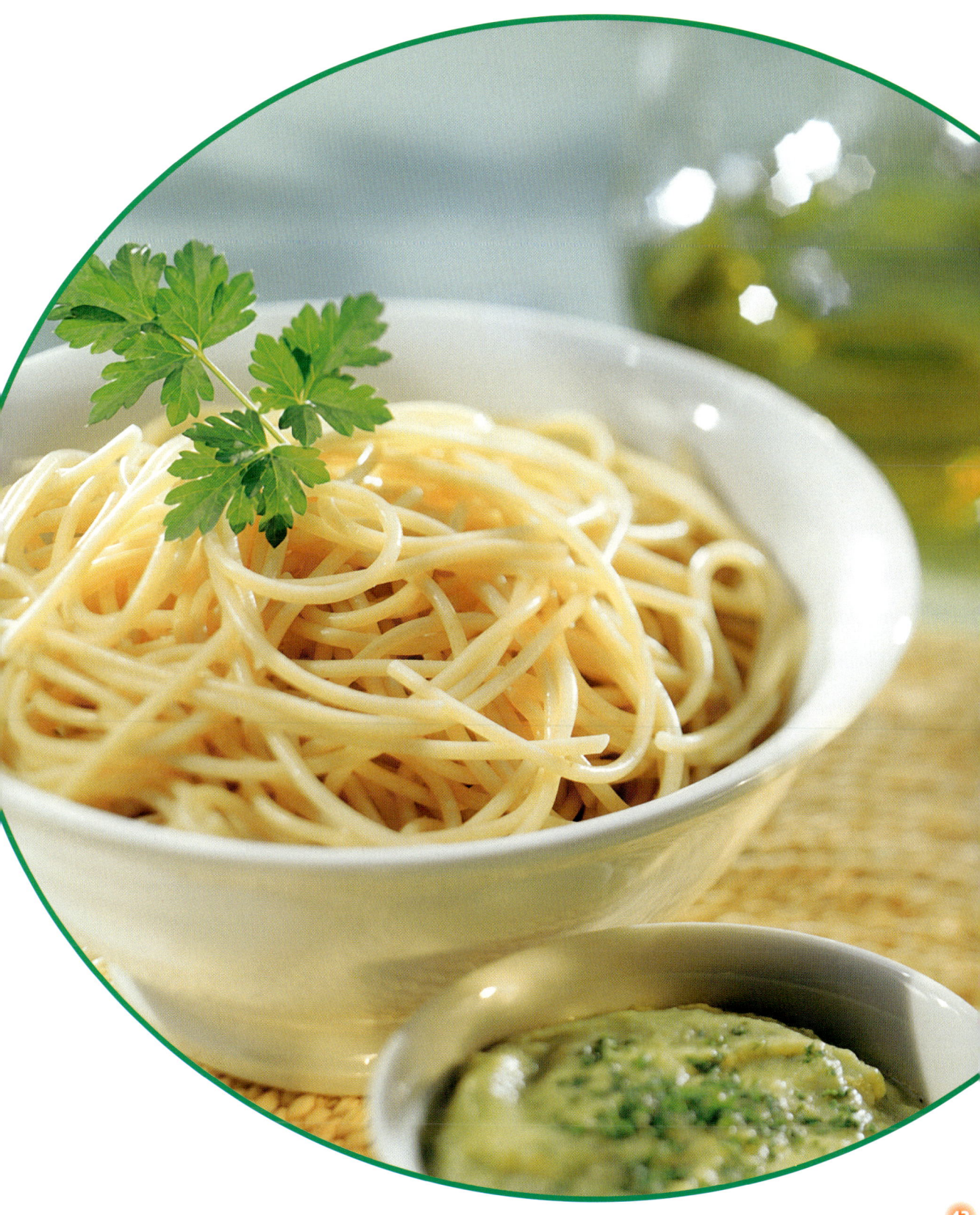

Quinua-Burger

1 EL natives Olivenöl extra
1 kleine Zwiebel, fein gehackt
½ TL Curry
½ TL Kurkuma/Gelbwurz
200 g Quinua
½ l Gemüsebrühe
100 g Karotten, fein geraspelt
100 g Lauch, in feinen Streifen
(bei Verträglichkeit)
7 EL Reismehl
Kräutermeersalz
2–3 EL natives Olivenöl extra
zum Braten

1 Die Zwiebeln im Olivenöl andünsten, Curry und Kurkuma darüber streuen und mitdünsten, Quinua zufügen und mitdünsten, die Gemüsebrühe angießen, aufkochen, bei schwacher Hitze zugedeckt 10 Minuten quellen lassen. Karotten und Lauch unterrühren, bei gleicher Temperatur nochmals 10 Minuten garen. Leicht auskühlen lassen. Falls keine Flüssigkeit mehr vorhanden ist, 2 bis 3 EL Wasser zufügen. Das Reismehl unterrühren, mit Kräutersalz würzen.

2 Das Olivenöl in einer Bratpfanne bei mittlerer Temperatur erhitzen. Quinuamasse mit einem Schöpflöffel oder Eisportionierer portionieren (nicht von Hand formen), in die Bratpfanne geben und mit dem Löffel Burger formen. Die eine Seite knusprig braten, dann mit der Bratenschaufel vorsichtig wenden und auch auf der zweiten Seite backen.

Tipps Die Burger können auch ohne Curry zubereitet werden. Quinua als Eintopf servieren.

Bild

• • • • **Vegetarische Hauptgerichte und Beilagen** • • • • • • • • • • • • • • •

Karottenburger

400 g Karotten
½ Bund Petersilie, fein gehackt
2 EL Wasser
8 EL Dinkel- oder Kartoffelmehl
Kräutermeersalz
2–3 EL natives Olivenöl extra
zum Braten

1 Die Karotten putzen und auf einer feinen Rohkostreibe reiben. Petersilie, Wasser sowie Mehl zufügen, gut vermengen, würzen.

2 Das Olivenöl in einer Bratpfanne bei mittlerer Temperatur erhitzen. Aus der Karottenmasse mit Hilfe eines Esslöffels kleine Kugeln formen, in die Bratpfanne geben und flach drücken, beidseitig langsam braten.

Tipp Mit einem grünen Salat servieren.

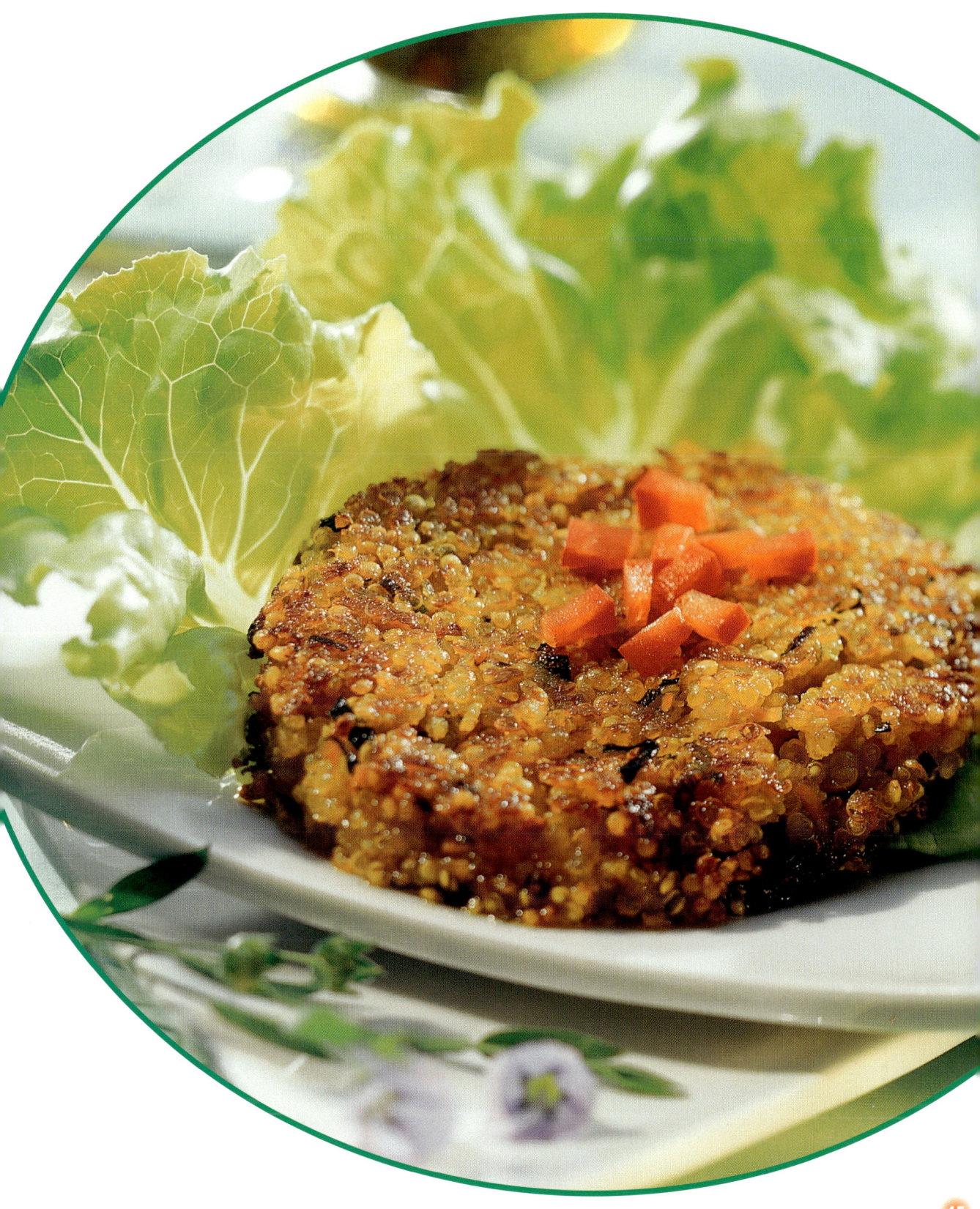

Hirsekugeln auf buntem Gemüse

150 g Goldhirse
4 dl/400 ml Gemüsebrühe

1 EL natives Olivenöl extra
1 kleine Zwiebel, fein gehackt
400 g Saisongemüse, z. B.
Karotten, Fenchel, grüne Erbsen,
Brokkoli, Lauch, Kohlrabi,
Kefen/Zuckerschoten usw.
Kräutermeersalz
½ dl 50 g Rahm/süße Sahne
1½ dl/150 ml Wasser
wenig geriebener Pecorino
(bei Verträglichkeit)

1 Goldhirse in der Gemüsebrühe bei schwacher Hitze 5 Minuten kochen. Pfanne von der Wärmequelle nehmen und die Hirse zugedeckt 20 Minuten ausquellen lassen.

2 Den Backofen auf 220 °C vorheizen.

3 Das Gemüse putzen (schälen), in Stäbchen oder kleine Stücke schneiden oder in Röschen brechen.

4 Die Zwiebeln und das Gemüse im Olivenöl 2 Minuten dünsten, mit Kräutersalz würzen, in eine feuerfeste Form verteilen. Den Rahm mit dem Wasser verrühren, mit Kräutersalz würzen, über das Gemüse gießen. Von der Hirse mit dem Eisportionierer Kugeln abstechen, auf das Gemüse setzen. Pecorino über die Hirsekugeln streuen.

5 Gratinform in der Mitte in den Ofen schieben, bei 220 °C kurz überbacken.

Tipp Mit Fleisch kombinieren.

Bild

Hirsebratlinge

250 g Hirseflocken
3–4 dl/300–400 ml Wasser
1 EL natives Olivenöl extra
1 durchgepresste Knoblauchzehe
100 g Ziegenfrischkäse,
nach Belieben
1 kleiner Lauch, fein geschnitten
(bei Verträglichkeit)
einige Basilikumblättchen oder
1 TL getrocknetes Basilikum
Paprikapulver, Kräutermeersalz
Dinkelpaniermehl, nach Belieben
1–2 EL natives Olivenöl extra
zum Braten

1 Hirseflocken, Wasser sowie Olivenöl zu einem dicken Brei verrühren. Bei zu dünner Masse zusätzliche Hirseflocken unterrühren. Knoblauch, Ziegenfrischkäse, Lauch und fein geschnittene Basilikumblätter unterrühren, mit Paprika sowie Kräutersalz würzen. 10 Minuten ruhen lassen.

2 Das Olivenöl in einer Bratpfanne bei mittlerer Temperatur erhitzen. Hirseflockenmasse mit einem Esslöffel großzügig portionieren, nach Belieben im Dinkelpaniermehl wenden oder direkt in die Bratpfanne geben und flach drücken, Bratlinge beidseitig goldbraun braten.

Variante Im Frühling Basilikum durch Bärlauchblätter ersetzen.

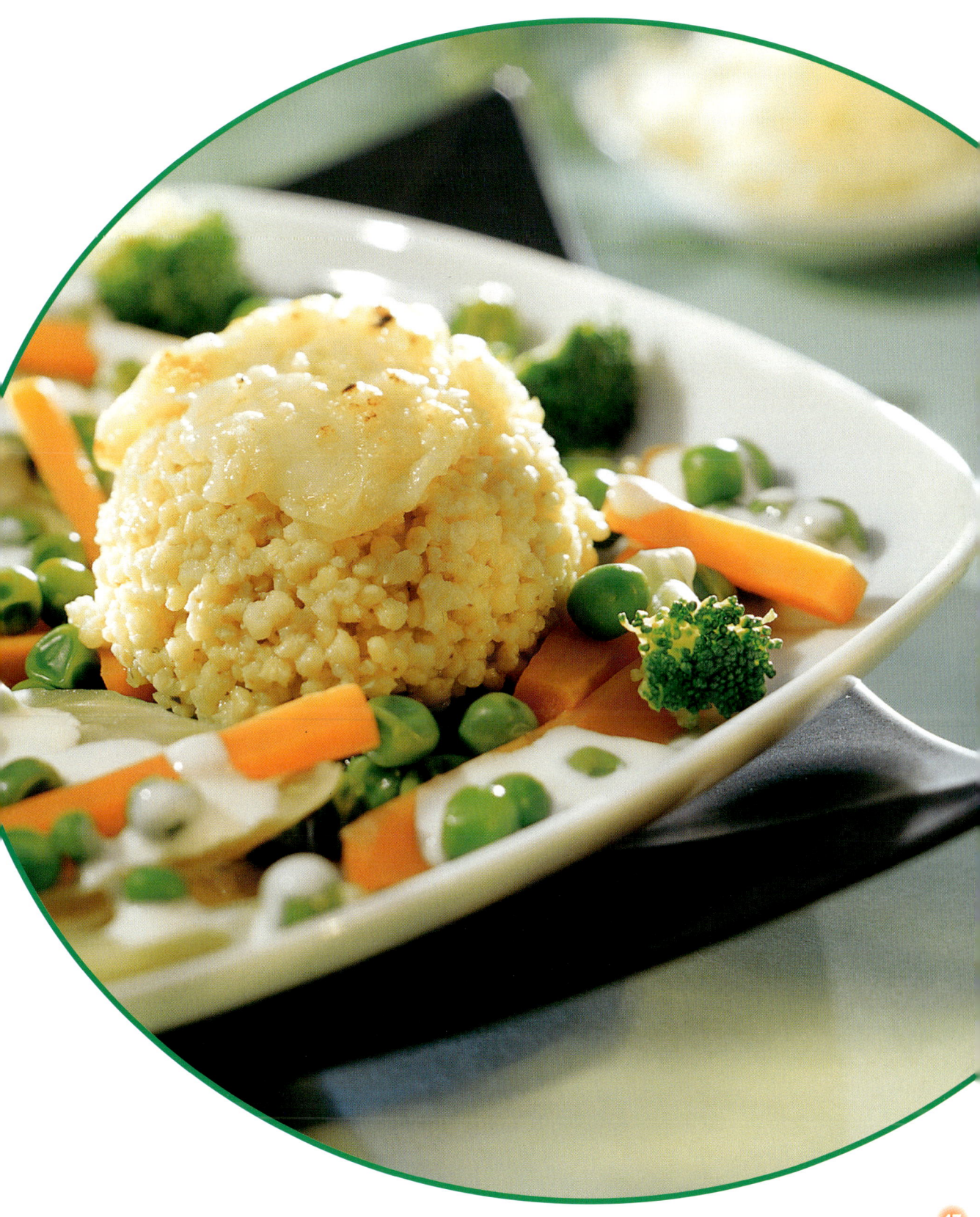

Rösti aus Goldhirse

250 g Goldhirse
6–7 dl/600–700 ml
Gemüsebrühe
1 EL natives Olivenöl extra
1 kleine Zwiebel
150 g Karotten oder anderes
Gemüse (je nach Verträglichkeit)
Kräutermeersalz
gehackte frische Kräuter,
nach Belieben
3 EL natives Olivenöl extra
zum Braten

1 Die Goldhirse mit der Gemüse-brühe aufkochen, bei schwacher Hitze 3 Minuten kochen. Die Hirse auf der ausgeschalteten Wärmequelle zugedeckt 20 bis 30 Minuten ausquellen lassen.

2 Die Zwiebel fein hacken, die Karotten schälen und auf einer groben Reibe reiben.

3 Die Hälfte des Olivenöls in einer nicht klebenden Bratpfanne bei mittlerer Hitze erwärmen, Zwiebeln und Karotten andünsten, mit Kräutersalz und Kräutern würzen. Die Goldhirse zufügen, unter Rühren leicht anbraten. Das restliche Olivenöl in die Pfanne geben, die Hirse zu einem Kuchen formen, bei schwacher Hitze braten. Die Rösti auf eine vorgewärmte Platte stürzen, sofort servieren.

Bild

Goldhirserösti mit Birnen

250 g Goldhirse
6–7 dl/600–700 ml Wasser
1 Prise Meersalz
3 EL natives Olivenöl extra
zum Braten

Birnenkompott
2 reife Birnen
4–5 EL Wasser
10 Tropfen Stevia (siehe Seite 23)

1 Goldhirse kochen: siehe Rösti aus Goldhirse, oben.

2 Die Birnen schälen, vierteln und entkernen, die Fruchtviertel in feine Scheiben schneiden. Die Birnenscheiben unter Zugabe des Wassers 2 Minuten köcheln, mit Stevia süßen. Mit der Hirse ver-mengen.

3 Goldhirse braten: siehe Rösti aus Goldhirse, oben

Tipp Das Birnenkompott kann auch separat serviert werden.

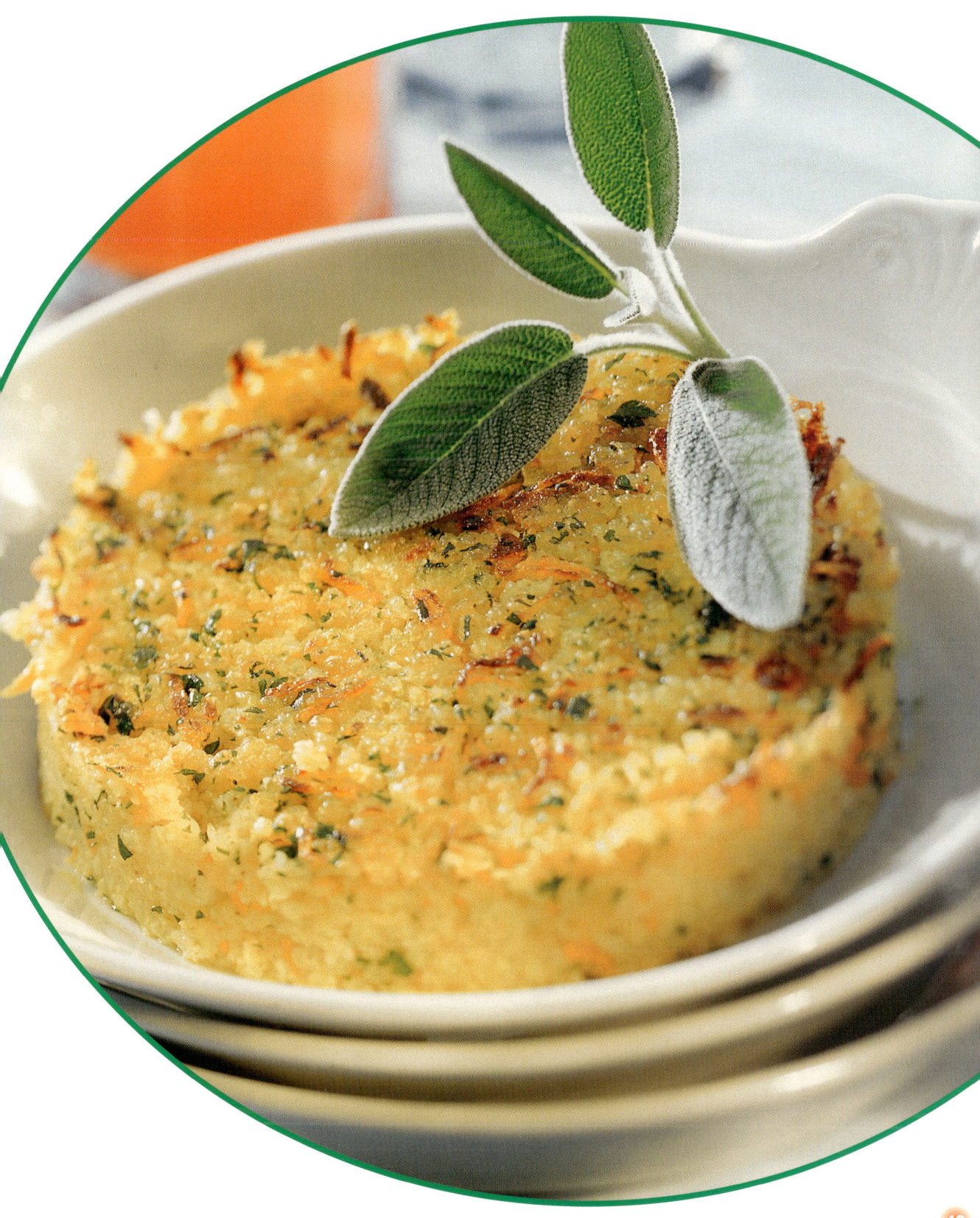

Gedeckter Birnenauflauf mit Vanillesauce

Teig
300 g Dinkelhalbweißmehl/
Mehltype 720
½ dl/50 ml natives Olivenöl
extra oder
70 g weiche Butter
150 g Sauerrahm/saure Sahne
wenig Wasser
je 1 Prise Zimt-, Anis- und
Korianderpulver
1 Prise Meersalz

Füllung
500 g Birnen
50 g Datteln
100 g ungeschwefelte Rosinen
3 EL Zitronensaft
(bei Verträglichkeit)
100 g geriebene Mandeln
je 1 Prise Bourbon-Vanille-,
Zimt- und Nelkenpulver

Vanille- oder Zimtsauce
2 dl/200 ml Wasser
1 dl/100 g Rahm/süße Sahne
1 Vanilleschote, aufgeschnitten,
oder
1–2 EL Zimtpulver
1–2 TL Pfeilwurzel-/Marantamehl
5 Tropfen Stevia (siehe Seite 23)
oder wenig Agaven- oder
Birnendicksaft

1 Mehl, Olivenöl, Sauerrahm, Wasser und Gewürze in einer Schüssel zu einem Teig kneten.

2 Die Birnen schälen, vierteln und entkernen, die Fruchtviertel quer in Scheiben schneiden. Die Datteln entsteinen und klein schneiden. Birnen, Datteln und Rosinen unter Zugabe von wenig Wasser bei schwacher Hitze 3 Minuten kochen, Zitronensaft, Mandeln und Gewürze zufügen, gut vermengen.

3 Den Backofen auf 180 °C vorheizen.

4 Eine Gratinform einfetten. Zwei Drittel der Teigmenge mit einem kleinen Teigroller oder mit den Fingern in der Form verteilen, den Rand hochziehen. Die Füllung darauf verteilen. Den restlichen Teig ausrollen und auf die Füllung legen, den hochgezogenen Teigrand darüber legen und andrücken.

5 Den Auflauf in der Mitte in den Ofen schieben, bei 180 °C 30 bis 40 Minuten backen.

6 Für die Vanillesauce Wasser, Rahm und Vanilleschote aufkochen. Das Pfeilwurzelmehl mit wenig Wasser anrühren, unter ständigem Rühren langsam zur kochenden Flüssigkeit geben. Die Vanilleschoten herausfischen, das Mark mit einem Messer abstreifen und zur Sauce geben. Süßen.

Variante Den Auflauf mit Äpfeln zubereiten.

Pitabrot mit Kichererbsenbratling und Gemüse gefüllt

250 g Kichererbsen oder
420–450 g Kichererbsen aus der
Dose, abgetropft und zerdrückt
1 EL Kartoffelstärke oder
1 EL Pfeilwurzel-/Marantamehl
1 große Zwiebel, fein gehackt
2 EL gehackte Petersilie
1 durchgepresste Knoblauchzehe
je 1 TL Koriander- und
Kreuzkümmelpulver
1 Prise Cayennepfeffer
Meersalz
frisch gemahlener
schwarzer Pfeffer
Dinkelmehl zum Wenden
natives Olivenöl extra
1 Freilandgurke oder
2 Zucchini
einige Salatblätter oder
anderes Saisongemüse
(je nach Verträglichkeit)

Pitabrot, Rezept Seite 86

1 Die Kichererbsen über Nacht im Wasser einweichen. Das Einweichwasser weggießen. Die Erbsen in einem großen Kochtopf in reichlich ungesalzenem Wasser weich garen, in ein Sieb abgießen.

2 Die noch heißen Kichererbsen in eine Schüssel geben, mit der Gabel fein zerdrücken. Kartoffelstärke, Zwiebeln, Petersilie, Knoblauch und Gewürze unterrühren, mit wenig Salz sowie Pfeffer abschmecken.

3 Aus der Kichererbsenmasse mit einem Eisportionierer Kugeln abstechen oder von Hand formen, im Dinkelmehl wenden.

4 Das Olivenöl in einer Bratpfanne erhitzen. Die Kugeln in die Bratpfanne legen und etwas flach drücken, auf beiden Seiten etwa 3 Minuten braten, bis sie goldbraun sind. Auf Küchenpapier abtropfen lassen.

5 Pitabrot taschenförmig einschneiden, mit Bratling und klein geschnittenem Gemüse/Salat füllen.

Bild

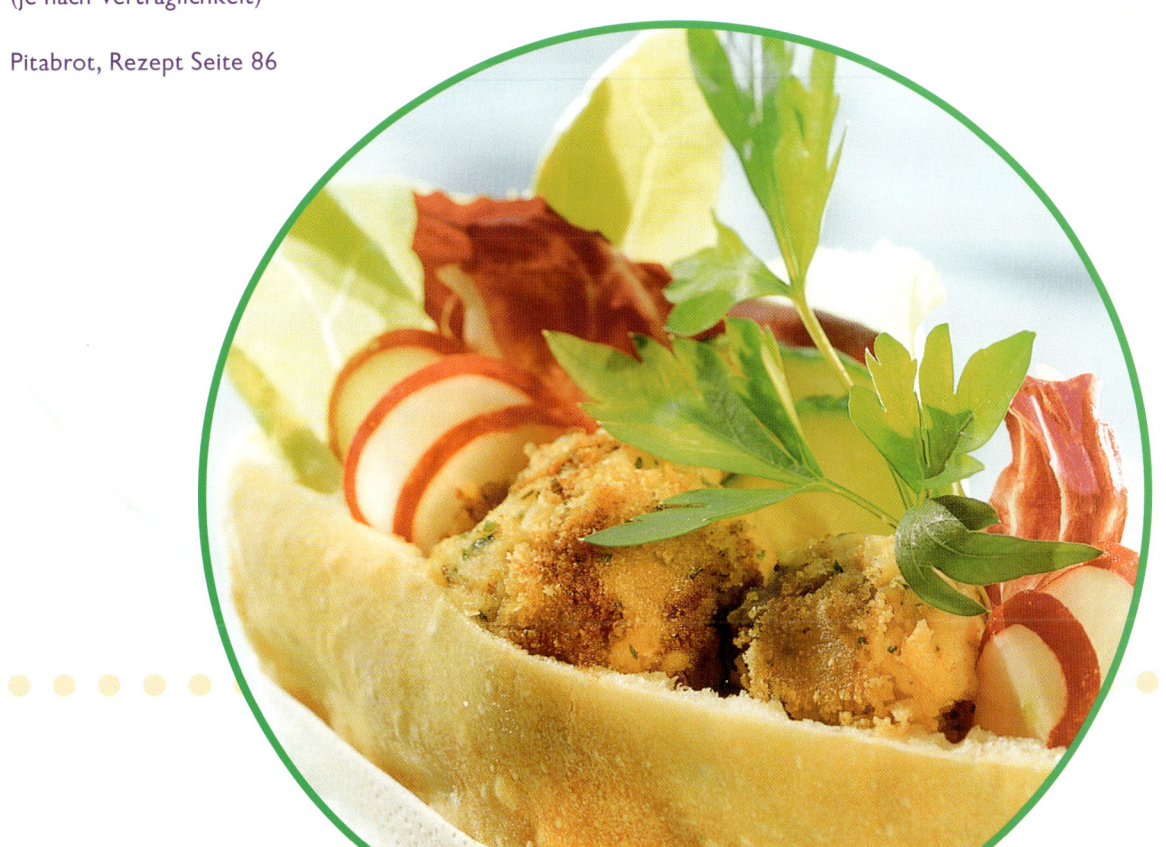

Folienkartoffeln mit Brokkoli-Sauerrahm-Dipp

6–8 große fest kochende
Kartoffeln

Brokkoli-Sauerrahm-Dipp
300 g Brokkoli
1 TL natives Olivenöl extra
1 kleine Zwiebel, fein gehackt
Kräutermeersalz
Chilipulver
1 Becher (150–180 g)
Sauerrahm/saure Sahne

1 Den Backofen auf 250 °C vorheizen.

2 Die Kartoffeln in der Schale im

Dampf 5 Minuten kochen. Die
noch heißen Kartoffeln mit einer
Stricknadel ein paar Mal einstechen, in Alufolie einwickeln.
Alupäckchen auf den Gitterrost
legen, bei 250 °C 15 Minuten
garen, bis man die Kartoffeln leicht
durchstechen kann.

3 Brokkolistrunk abschneiden,
schälen und in Stäbchen schneiden, die Blume in kleine Röschen
brechen, Stäbchen und Röschen
im Dampf bissfest garen, unter
kaltem Wasser abschrecken.
6 bis 8 Brokkoliröschen für die
Garnitur beiseite legen.

4 Zwiebeln im Olivenöl kurz
andünsten, Brokkolistäbchen und
-röschen zufügen, mit Kräutersalz und Chilipulver würzen,
wenig abkühlen lassen, dann den
Sauerrahm zufügen, vorsichtig
mischen.

5 Die Folie öffnen, die Kartoffeln
kreuzweise einschneiden und
leicht auseinander drücken. Mit
Brokkoli-Sauerrahm-Dipp
füllen. Mit den Brokkoliröschen
garnieren.

Bild

Vegetarische Hauptgerichte und Beilagen

Kartoffelpüree

1,3 kg mehlig kochende
Kartoffeln
1–2 dl/100–200 ml Reis-
oder Mandelmilch,
je nach Kartoffelsorte
½ dl/50 g Rahm/süße Sahne,
nach Belieben
2 EL natives Olivenöl extra
frisch geriebene Muskatnuss
Meersalz

1 Die Kartoffeln schälen und in
Würfel schneiden, im Dampf
weich garen.

2 Die Reismilch mit dem Rahm
und dem Olivenöl erwärmen,
mit wenig Muskatnuss und Salz
abschmecken. Kartoffeln durch
das Passevite/die Flotte Lotte in
die Flüssigkeit drücken, gut
verrühren und luftig aufschlagen.

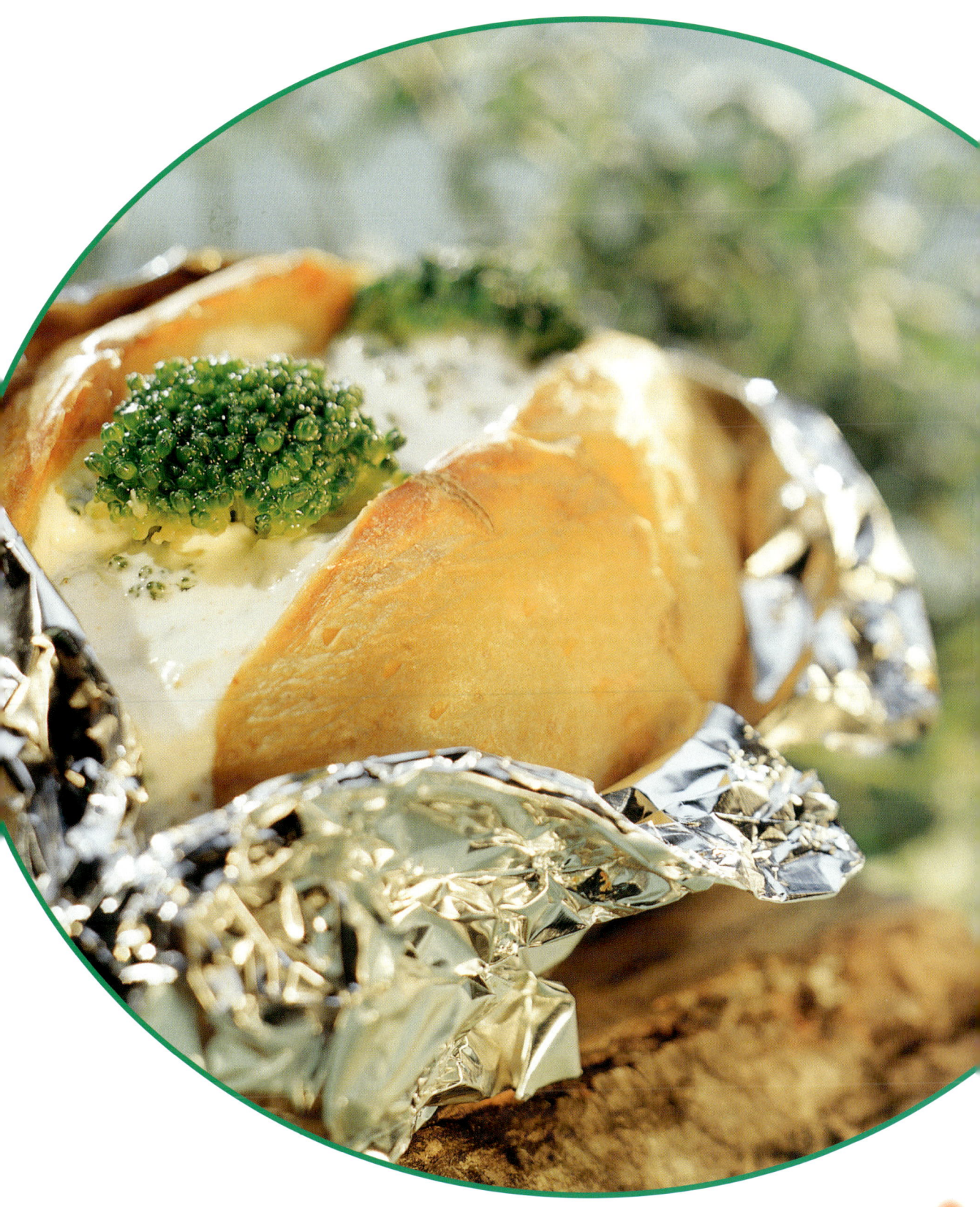

Kartoffel-Zucchini-Küchlein

400 g mehlig kochende
Kartoffeln
250 g Zucchini
1 große Zwiebel
½ Bund Petersilie
50 g Reismehl
1 dl/100 ml Gemüsebrühe
2 EL geriebener Pecorino
(bei Verträglichkeit)
Kräutermeersalz
2–3 EL natives Olivenöl extra
zum Braten

1 Die Kartoffeln schälen und auf der Röstiraffel/auf einer groben Reibe raffeln. Die Zucchini mit Schale auf der gleichen Reibe raffeln. Die Zwiebel fein hacken.

2 Sämtliche Zutaten vermengen, mit Kräutersalz würzen.

3 Olivenöl in einer Bratpfanne bei mittlerer Temperatur erhitzen. Kartoffel-Zucchini-Masse mit einem Esslöffel portionieren, die Küchlein im heißen Olivenöl bei mittlerer Temperatur auf beiden Seiten goldbraun braten.

Tipps Einen ganzen Kuchen braten. Wenn die Küchlein als Beilage serviert werden, reicht die halbe Menge.

Frühkartoffeln mit roter Sauce

16 mittelgroße Frühkartoffeln

Sauce
1 Peperoncino/Chilischote, nach Belieben
2–3 Knoblauchzehen
1 TL edelsüßes Paprikapulver
½ TL Kümmelsamen
1–2 EL Oreganoblättchen
3 EL Apfelessig
3–4 EL natives Olivenöl extra
Meersalz
frisch gemahlener Pfeffer

1 Den Peperoncino längs aufschneiden, entkernen und in feine Streifen schneiden, zusammen mit geschälten Knoblauchzehen im Cutter oder Mixer zerkleinern. Paprika, Kümmelsamen, Oregano, Essig und Olivenöl unterrühren, würzen. Eine zu dickflüssige Sauce mit etwas Wasser verdünnen.

2 Die Kartoffeln in der Schale im Dampf weich kochen. Nach Belieben schälen und in Scheiben schneiden.

Servieren Die aufgespießten Kartoffelscheiben werden am Tisch in die Sauce getunkt.

Tipp Mit einem gemischten Salat beginnen.

Grüne Sauce Paprikapulver durch einen Bund Kräuter, z. B. Oregano, Petersilie oder Basilikum, ersetzen. Die andern Zutaten bleiben gleich.

Blätterteigkrapfen mit Gemüse-Reis-Füllung

für 3 bis 4 Personen

300 g Dinkelblätterteig

Füllung
1 El natives Olivenöl extra
1–2 kleine Zwiebeln,
fein gehackt
1 kleiner Lauch
150 g Karotten
100 g Zucchini
120 g Risotto-Voll-/Naturreis
4 dl/400 ml schwache
Gemüsebrühe
Kräutermeersalz
frisch gemahlener Pfeffer
150 g saurer Halbrahm/
saure Sahne
1 Bund Petersilie, fein gehackt

1 Lauch längs aufschneiden und in Streifchen schneiden. Karotten und Zucchini klein würfeln.

2 Zwiebeln mit dem Lauch im Olivenöl andünsten, Karotten und Zucchini mitdünsten, Reis ebenfalls mitdünsten. Die Gemüsebrühe nach und nach angießen, so dass der Reis knapp mit Flüssigkeit bedeckt ist. Unter häufigem Rühren ohne Deckel knapp weich kochen, etwa 20 Minuten. Den Risotto mit Kräutersalz sowie Pfeffer würzen. Erkalten lassen. Den sauren Halbrahm sowie die Kräuter unterrühren.

3 Dinkelblätterteig 2 mm dick ausrollen und 12 Rondellen von etwa 10 cm Durchmesser ausstechen, auf ein mit Backpapier belegtes Blech legen. Die Füllung auf die eine Rondellenhälfte verteilen, 1 cm Rand frei lassen, diesen mit Wasser bestreichen, die andere Teighälfte darüber legen. Die Ränder gut andrücken. Krapfen mit einer Gabel einige Male einstechen und mit Wasser bepinseln.

4 Den Backofen auf 220 °C vorheizen.

5 Kuchenblech in der unteren Hälfte in den vorgeheizten Backofen schieben und die Krapfen bei 220 °C etwa 20 Minuten backen.

Tipp Mit einem bunten Salat servieren.

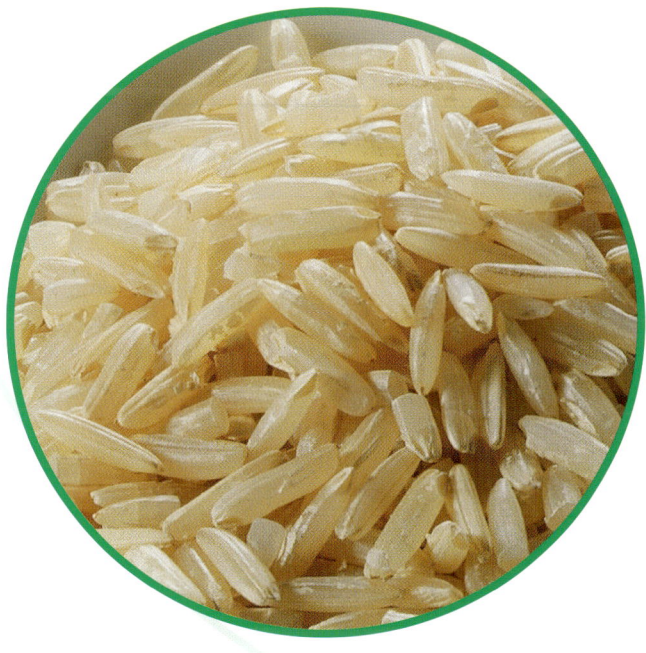

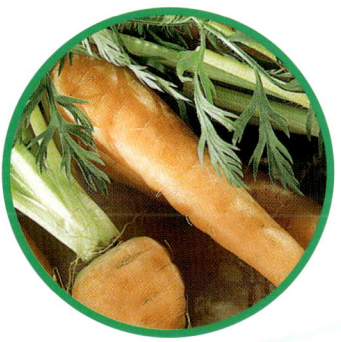

Gemüsestrudel

für 2 Strudel

500 g Dinkelblätterteig

Füllung
2 EL natives Olivenöl extra
1 mittelgroße Zwiebel,
fein gehackt
1–2 durchgepresste
Knoblauchzehen
120 g Karotten
150 g Kohlrabi
200 g Brokkoli
200 g Fenchel
150 g Grünkohl oder Weiß-
kabis/-kohl oder Chinakohl
150 g Lauch
(bei Verträglichkeit)
½ Bund Petersilie
frische Kräuter, z. B. Rosmarin,
Majoran, Thymian
Kräutermeersalz

1 Karotten und Kohlrabi schälen und in kleine Würfel schneiden. Brokkolistrunk abschneiden, schälen und in Würfelchen schneiden, die Blume in Röschen teilen. Fenchel putzen, halbieren, in feine Streifen schneiden. Kohlstrunk abschneiden, die Blätter in feine Streifen schneiden. Lauch putzen, längs halbieren und in Streifen schneiden.

2 Zwiebeln und Knoblauch im Olivenöl andünsten, das Gemüse zufügen und 3 bis 4 Minuten mitdünsten, die Kräuter unterrühren, mit Kräutersalz abschmecken.

3 Den Backofen auf 200 °C vorheizen. Ein Kuchenblech mit Backpapier belegen.

4 Blätterteig in 4 Portionen teilen, 4 gleich große Rechtecke von 2 mm Dicke ausrollen. Zwei Teigstücke auf das Blech legen, die Gemüsefüllung in die Mitte häufen, rundum 2 cm Rand frei lassen, den Rand mit Wasser bepinseln, die Teigdeckel auf die Füllung legen, die Teigränder mit einer Gabel andrücken und die Strudel mit Wasser bepinseln.

5 Das Blech in der Mitte in den Ofen schieben, die Strudel bei 200 °C rund 20 Minuten backen.

Tipp Mit Blattsalat servieren.

Variante Mit anderem Saisongemüse zubereiten.

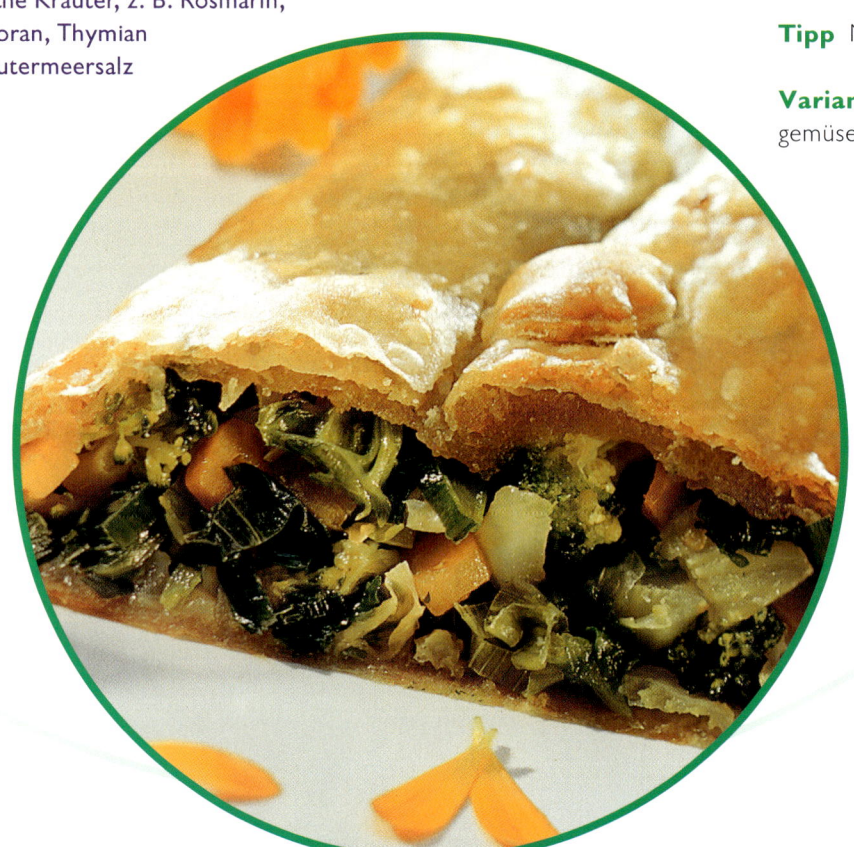

Gemüsekuchen

**für ein Kuchenblech von
26 cm Durchmesser**

1 Portion Dinkelkuchenteig,
Rezept Seite 86

Füllung
1 EL natives Olivenöl extra
1 kleine Zwiebel, fein gehackt
600 g Gemüse und Pilze,
je nach Saison, z. B. Lauch,
Karotten, Brokkoli, Wirz/Wirsing
(je nach Verträglichkeit)
Kräutermeersalz
gehackte Gartenkräuter,
nach Belieben

Guss
2,5 dl/250 ml Wasser
4 EL Mandelpüree
3 gehäufte TL Pfeilwurzel-/
Marantamehl
geriebene Muskatnuss
Kräutermeersalz

1 Den noch warmen Kuchenteig
auf bemehlter Arbeitsfläche
rund ausrollen, in das eingefettete
Kuchenblech mit hohem Rand
legen, kühl stellen.

2 Gemüse putzen (schälen) und
in Streifen oder Würfelchen/
Stäbchen schneiden oder in die
einzelnen Röschen brechen.
Das Gemüse mit den Zwiebeln
im Olivenöl 3 bis 4 Minuten
dünsten, mit Kräutersalz würzen.
Abkühlen lassen.

3 Für den Guss 2 dl/200 ml
Wasser und das Mandelpüree mit
dem Stabmixer aufmixen. Pfeilwurzelmehl mit restlichem Wasser
glatt rühren, zur Mandelmilch
geben, aufmixen, würzen.

4 Den Backofen auf 200 °C vorheizen.

5 Das Gemüse auf den Teigboden
verteilen und den Guss darüber
gießen.

6 Gemüsekuchen in der Mitte in
den Ofen schieben, bei 200 °C
rund 25 Minuten backen.

Tipp Mit einem großen Blattsalat
servieren.

Variante Mit gleichem Kuchenteig und Guss (ohne Muskatnuss)
kann auch ein Früchtekuchen
(Früchte je nach Verträglichkeit)
zubereitet werden.

Brokkoli-Karotten-Salat mit Rucolasauce

400 g Brokkoli oder
400 g grüner Spargel
(im Frühling)
400 g Karotten

Rucolasauce
3–4 EL Obstessig
4 EL Gemüsebrühe
Meersalz
6 EL natives Olivenöl extra
1 durchgepresste Knoblauchzehe
1 Bund Rucola, Stiele abgezupft

1 Brokkolistrunk abschneiden,
schälen und in Stäbchen schneiden,
die Blume in Röschen brechen.
Untere Hälfte beim grünen Spargel
schälen, Schnittstelle großzügig
kürzen. Karotten schälen, schräg
in 4 cm lange Stücke schneiden. Das
Gemüse im Dampf knackig garen.

2 Für die Sauce sämtliche Zutaten
pürieren.

3 Das noch lauwarme Gemüse
mit der Rucolasauce mischen.

Tipp Je nach Saison anderes
Gemüse verwenden.

Gefüllte Zucchetti

300 g kurze Dinkelteigwaren,
z. B. Hörnchen, Penne usw.
1 großer Zucchetti/Zucchino,
ca. 1 kg
Kräutermeersalz

Füllung
1 EL natives Olivenöl extra
1 mittelgroße Zwiebel,
fein gehackt
300 g Karotten, klein gewürfelt
1 dl/100 ml Gemüsebrühe
1 dl/100 ml Reismilch
1 EL Reismehl
1 TL gehackte Majoranblättchen
Meersalz
frisch gemahlener Pfeffer
wenig geriebener Pecorino
(bei Verträglichkeit)

1 Teigwaren in reichlich Salzwasser al dente kochen, abgießen, mit kaltem Wasser abschrecken.

2 Dem Zucchetti einen Deckel abschneiden (siehe Bild). Das Fruchtfleisch bis auf einen 1 cm breiten Rand aushöhlen (wird nicht weiter verwendet), innen würzen.

3 Zwiebeln mit Karotten im Olivenöl andünsten, Gemüsebrühe angießen, bei schwacher Hitze 5 Minuten köcheln. Die Reismilch mit dem Reismehl glatt rühren, zum Gemüse geben, mit Majoran, Salz sowie Pfeffer würzen. Die Teigwaren mit dem Gemüse vermengen.

4 Den Backofen auf 200 °C vorheizen.

5 Ausgehöhlten Zucchetti in eine eingefettete Gratinform oder auf ein eingefettetes Blech stellen, mit der Hälfte der Teigwarenmischung füllen, den Rest beiseite stellen. Den Pecorino über die Füllung streuen. In der unteren Hälfte in den Ofen schieben, bei 200 °C 25 Minuten backen. Die restliche Füllung rund um den Zucchetti verteilen, für weitere 5 Minuten in den Ofen schieben.

Bild

Vegetarische Hauptgerichte und Beilagen

Breite Nudeln mit Fenchel und Oliven

400 g breite Dinkelnudeln oder
andere Dinkelteigwaren
Meersalz
1 EL natives Olivenöl extra
1 rote Zwiebel, in feinen Ringen
400 g Fenchel, in feinen Streifen
1 dl/100 ml Weißwein
1½ dl/150 ml Gemüsebrühe
Kräutermeersalz
frisch gemahlener Pfeffer
100 g entsteinte schwarze
oder grüne Oliven
(bei Verträglichkeit)
20 Basilikumblätter

1 Die Zwiebeln mit dem Fenchel im Olivenöl andünsten, den Weißwein und die Gemüsebrühe angießen, Gemüse bei schwacher Hitze knackig garen, die Oliven unterrühren, erwärmen.

2 Die Nudeln in reichlich Salzwasser al dente kochen, abgießen, auf die Teller verteilen, das Gemüse darauf anrichten, mit fein geschnittenen Basilikumblättern garnieren.

Variante Den Fenchel durch anderes Saisongemüse, kann auch ein Mischgemüse sein, ersetzen.

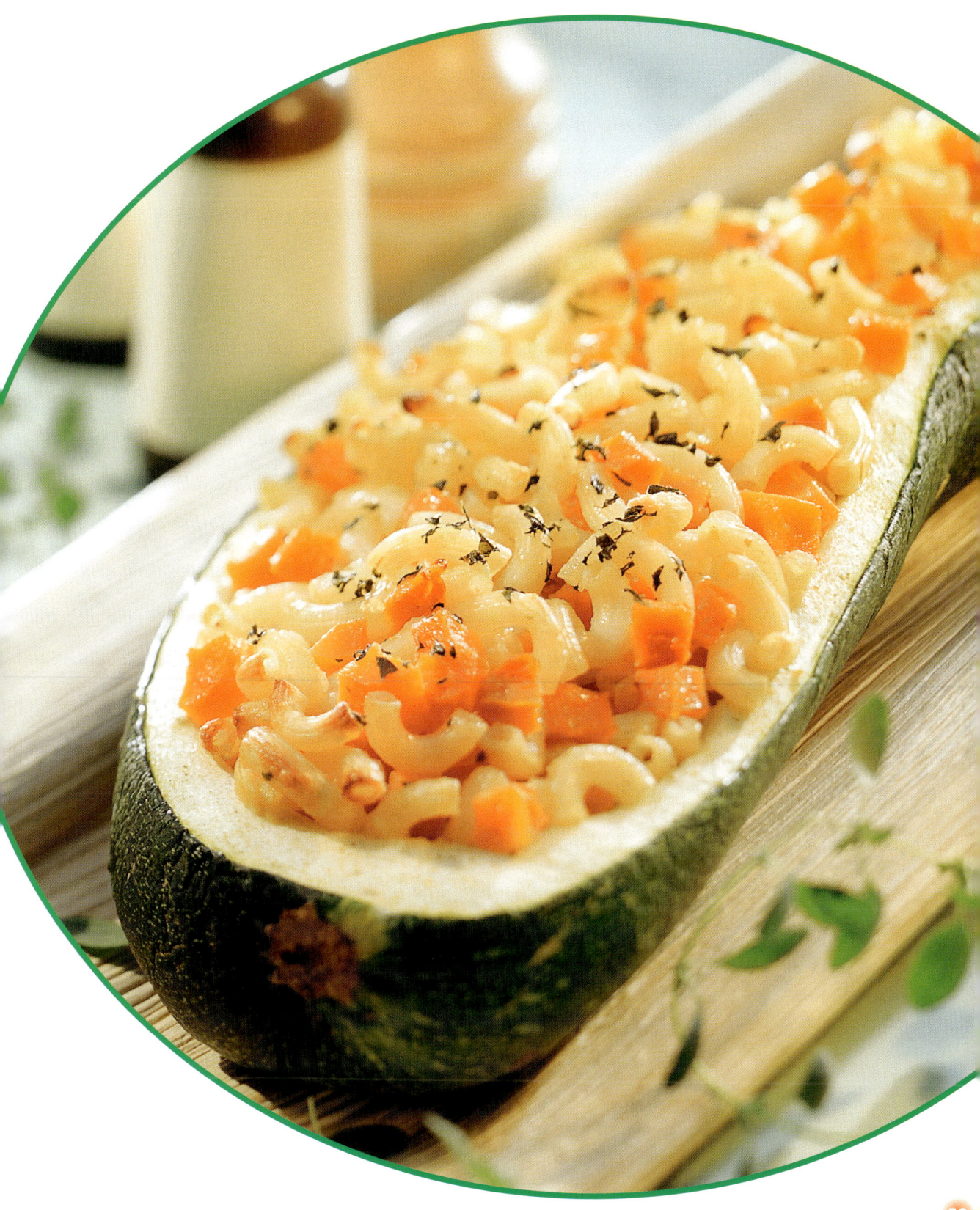

Paella mit Gemüse

1 EL natives Olivenöl extra
1 Zwiebel
2–3 Knoblauchzehen
200 g frische oder
tiefgekühlte grüne Erbsen
100 g Karotten
200 g Brokkoli
1 kleine rote Peperoni/
Paprikaschote
(bei Verträglichkeit)
1 Lorbeerblatt
1 Briefchen Safranpulver oder
einige Safranfäden
500 g Risotto-Naturreis
ca. 8 dl/800 ml Gemüsebrühe
Meersalz
frisch gemahlener Pfeffer

1 Die Zwiebel und die Knoblauchzehen schälen und fein hacken.
Die Karotten schälen und in Stäbchen schneiden. Den Brokkoli
in kleine Röschen brechen.

2 Die Peperoni im vorgeheizten
Backofen bei 180 °C auf einem
Grillrost 10 bis 15 Minuten
backen, bis sich die Haut abziehen
lässt. Die Peperoni halbieren,
den Stielansatz und die Kerne entfernen, die Fruchthälften in feine
Streifen schneiden.

3 Zwiebeln mit dem Knoblauch
im Olivenöl andünsten, Erbsen,
Karotten, Brokkoli, Peperoni
(ein paar Streifen für die Garnitur
beiseite legen), Lorbeerblatt
sowie Safran zufügen, mitdünsten.
Den Reis zufügen, ein paar
Minuten weiter dünsten. Etwa
6 dl/600 ml Gemüsebrühe
angießen, aufkochen, Paella bei
schwacher Hitze rund 20 Minuten
kochen. Eventuell braucht es
noch etwas Gemüsebrühe. Die
Paella abschmecken. Mit den
Peperonistreifen garnieren.

Variante Paella mit Poulet, Fisch
und Meeresfrüchten anreichern.

Bild

Vegetarische Hauptgerichte und Beilagen

Wirz an Safransauce

1 TL natives Olivenöl extra
1 kleine Zwiebel, fein gehackt
500–600 g Wirz/Wirsing
1 dl/100 ml Gemüsebrühe

Safransauce
1½ dl/150 g Rahm/süße Sahne
1 EL Reismehl
einige Safranfäden
1½ dl/150 ml Wasser
Kräutermeersalz

1 Den Wirz halbieren, den Strunk
entfernen, die Blätter in Streifen
schneiden.

2 Die Zwiebeln im Olivenöl kurz
andünsten, den Wirz zufügen
und mitdünsten, Gemüsebrühe
angießen, aufkochen, das Gemüse
bei schwacher Hitze knackig
garen.

3 Rahm, Reismehl sowie ein paar
Safranfäden in einer Pfanne glatt
rühren, erhitzen, köcheln lassen,
bis die Sauce bindet. Nun das
Wasser zufügen, die Sauce unter
Rühren aufkochen, einige Minuten
köcheln, abschmecken. Den
Wirz zufügen, vermengen.

Tipp Passt zu Quinua und Reis.

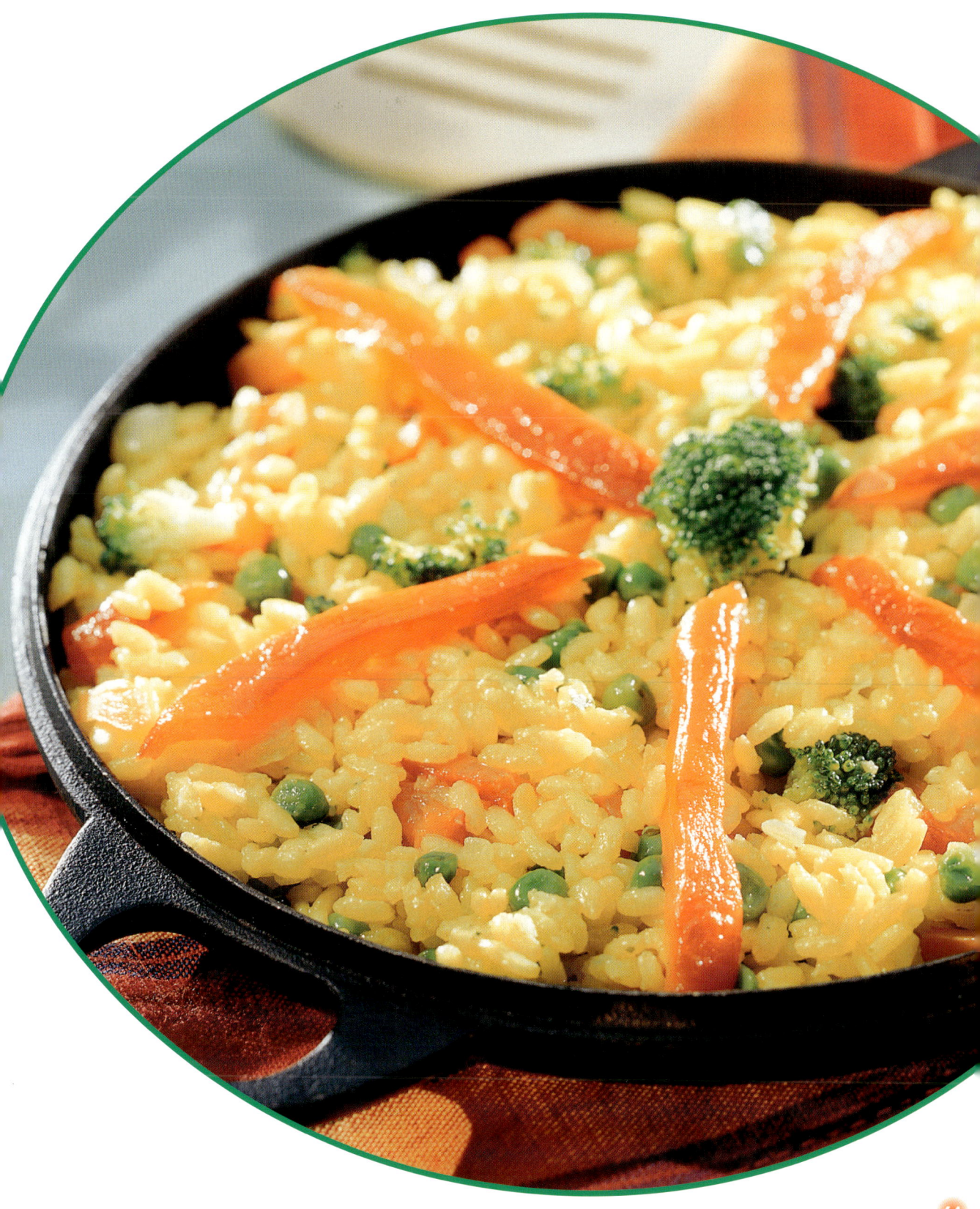

Hauptgerichte

mit Fleisch

oder
Fisch

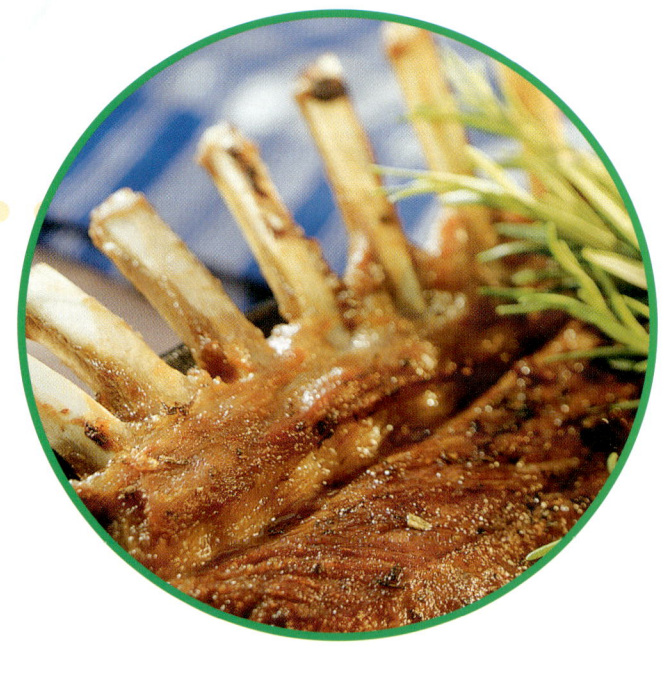

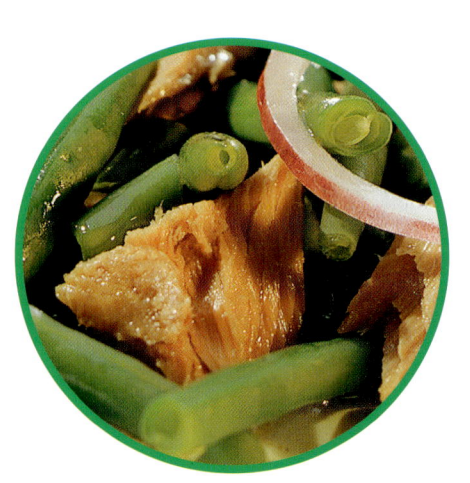

Karibische Kokosnuss-Krevetten-Suppe

1 EL natives Olivenöl extra
1 kleine Zwiebel, fein gehackt
2 Knoblauchzehen,
durchgepresst
½ TL geriebene Ingwerwurzel
½ TL zerstoßene Koriander-
körner
½ TL scharfes Currypulver
½ TL mildes Currypulver
frischer Thymian oder
1 Msp Thymianpulver
wenig fein gehackte Chilischote
4 dl/400 ml Wasser
4 dl/400 ml Kokosnussmilch
1–2 EL Kokosnussraspel
300–400 g geschälte
Krevetten/Garnelen
frischer Koriander

1 Zwiebeln, Knoblauch, Ingwer, Koriander und Currypulver im heißen Olivenöl andünsten. Thymian, Chilischoten und Wasser zufügen, aufkochen, Kokosnuss-milch und Kokosnussraspel zufügen, die Suppe bei schwacher Hitze 5 Minuten kochen. Die Krevetten in der Suppe heiß werden lassen.

2 Die Kokosnuss-Krevetten-Suppe in Suppenschalen anrichten. Mit dem Koriander garnieren.

Tipp Kleine Portionen Trocken-reis in die Suppe geben.

Zum Rezept Nur geeignet, wenn Kokosnuss und Krevetten gut vertragen werden. Keine Kre-vetten aus Zuchthaltung kaufen.

Fisch und Gemüse im Knusperteig

400–500 g feste Meerfischfilets
Kräutermeersalz
200 g Gemüse, z. B. Zucchini,
Brokkoli, Blumenkohl, Kohlrabi,
Karotten

Ausbackteig
100 g Dinkelhalbweißmehl/
Mehltype 720
1½ dl/150 ml eiskaltes Wasser
5–6 Eiswürfel

Dinkelhalbweißmehl/
Mehltype 720 zum Wenden
Olivenöl zum Frittieren

1 Den Fisch unter kaltem Wasser abwaschen, mit Küchenpapier trocknen, in Streifen schneiden und mit Kräutersalz würzen.

2 Das Gemüse je nach Sorte schälen und in Würfel schneiden oder in Röschen brechen, im Dampf knackig garen.

3 Das Mehl mit dem eiskalten Wasser verrühren, die Eiswürfel zufügen, sofort weiterarbeiten, damit der Teig eiskalt bleibt. Wenn er zu flüssig ist, noch ein wenig Mehl unterrühren.

4 Die Fischstückchen und das Gemüse im Mehl wenden, einzeln in den eiskalten Teig tauchen und portionsweise frittieren. Auf Küchenpapier abtropfen lassen, warm stellen.

Tipp Zum Frittieren eignet sich ein Brattopf aus Gusseisen.

Thunfischsalat mit grünen Bohnen

400 g im Dampf gegarte
grüne Bohnen
1 rote Zwiebel, in feinen Ringen
200 g Thunfisch aus der Dose

Sauce
3 EL Obstessig
Kräutermeersalz
4 EL natives Olivenöl extra

1 Die Sauce zubereiten.

2 Den Thunfisch abtropfen lassen, zerpflücken. Die Bohnen quer halbieren.

3 Sämtliche Zutaten mit der Sauce vermengen.

Variante Anstelle der grünen Bohnen eignen sich auch Blattsalat oder Gurken.

Thunfisch Beim Kauf auf das Delphin-save-Label und auf eventuelle Konservierungsstoffe achten.

Bild

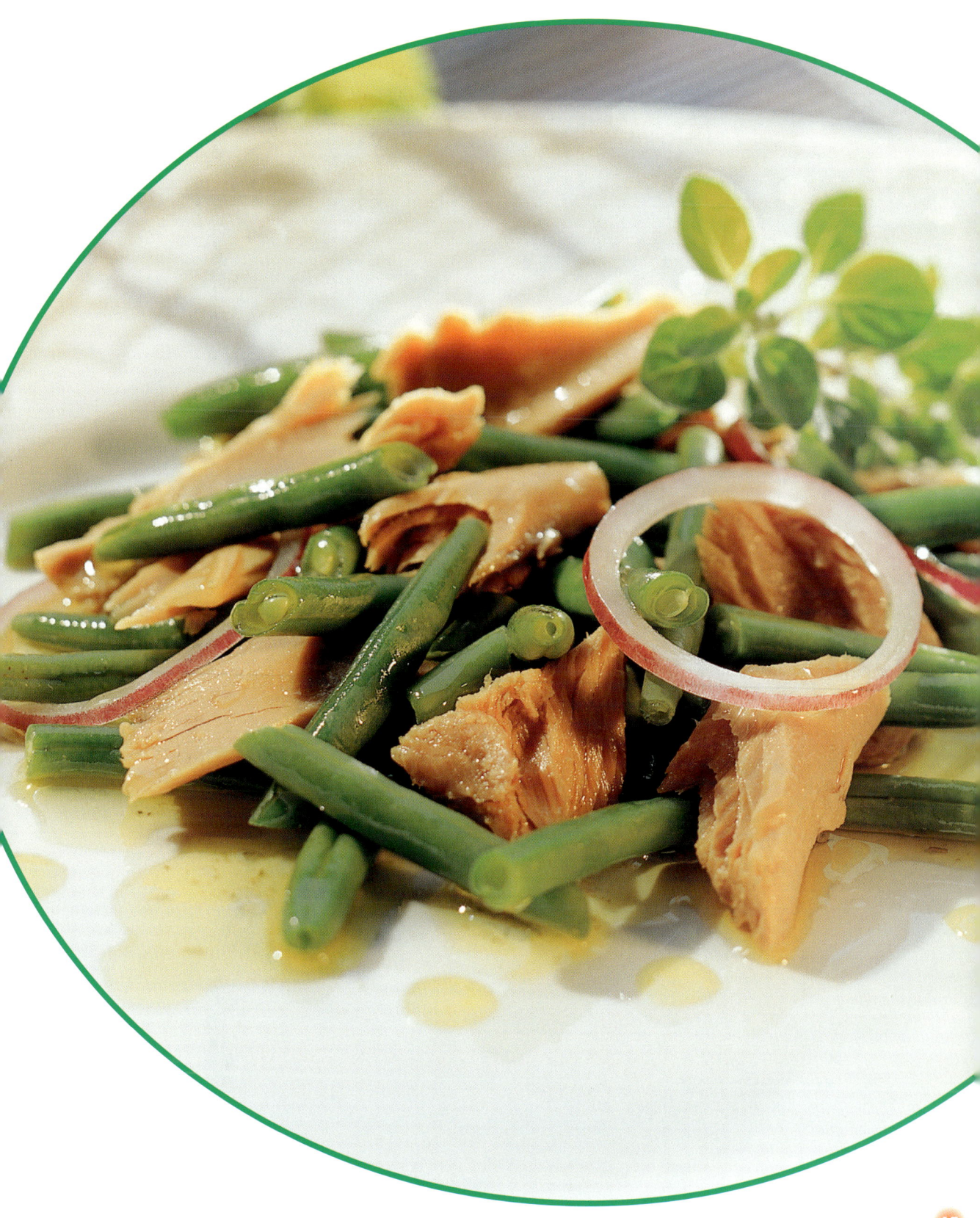

Geflügelsalat mit Früchten

1–2 EL natives Olivenöl extra
300 g Poulet-/Hähnchenfleisch,
in Streifen
Kräutermeersalz

1 Stück Wassermelone
1–2 Kiwi oder
1 Banane (bei Verträglichkeit)
3 Scheiben frische Ananas
2 EL Mandelstäbchen

Sauce
1 EL Mandelpüree
2 EL Wasser
1–2 EL Ananassaft
2 EL Rahm/süße Sahne

1 Das Fleisch im Olivenöl kräftig anbraten, würzen und erkalten lassen.

2 Die Zutaten für die Sauce aufmixen.

3 Die Mandelstäbchen in einer Bratpfanne trocken rösten.

4 Von der Wassermelone Kugeln ausstechen. Die Kiwis schälen, vierteln und quer in Scheiben schneiden. Die Banane in Scheiben und die Ananas in kleine Stücke schneiden.

5 Fleisch, Sauce und ein Teil der Früchte vermengen, anrichten. Mit restlichen Früchten und Mandelstäbchen garnieren.

Bild

Hauptgerichte mit Fleisch oder Fisch

Poulet-Kartoffel-Pfanne

2 EL natives Olivenöl extra
2 TL milder Curry
300 g Poulet-/Hähnchenfleisch,
in Streifen
1 kleine Zwiebel, fein gehackt
4 große fest kochende Kartoffeln
1–2 Zucchini, gewürfelt
1 rote Peperoni/Paprikaschote
(bei Verträglichkeit)
2½ dl/250 ml Gemüsebrühe
Meeersalz
frisch gemahlener Pfeffer
½ dl/50 g Rahm/süße Sahne
½ TL Pfeilwurzel-/Marantmehl
oder Kartoffelmehl

1 Die Kartoffeln schälen und in große Würfel schneiden. Die Zucchini mit der Schale würfeln. Die Peperoni halbieren, den Stielansatz und die Kerne entfernen, die Fruchthälften in kleine Quadrate schneiden.

2 Das Olivenöl in einer Bratpfanne erhitzen, Curry, Fleisch und Zwiebeln zufügen und anbraten. Kartoffeln, Zucchini und Peperoni mitdünsten. Die Gemüsebrühe angießen, erhitzen, köcheln lassen, bis das Gemüse gar ist. Würzen. Den Rahm unterrühren. Die Sauce je nach Konsistenz mit ein wenig Pfeilwurzelmehl (mit Wasser anrühren) binden.

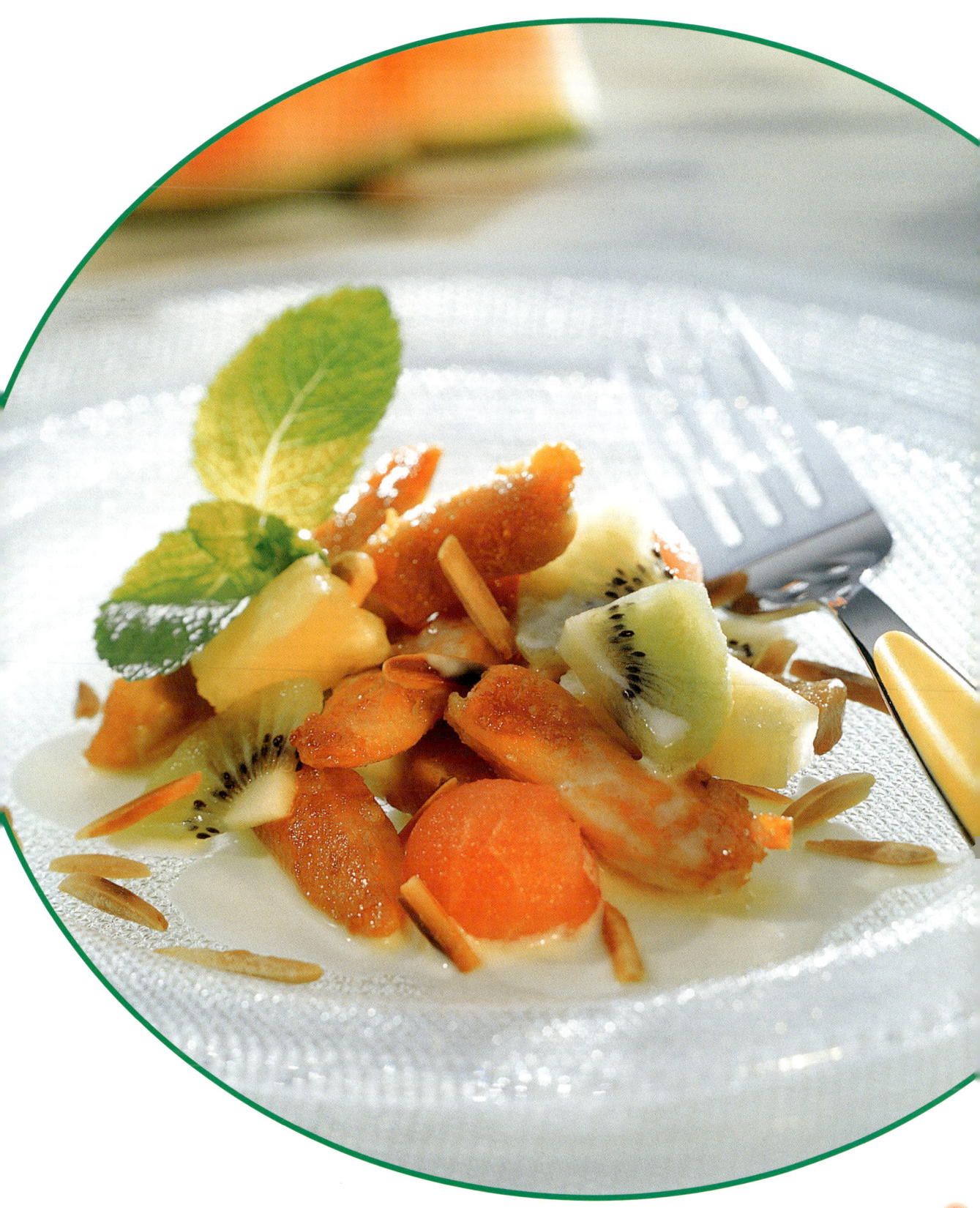

Pouletcurry mit Früchten

2 EL natives Olivenöl extra
400 g Poulet-/Hähnchenfleisch,
gewürfelt
½ EL milder Curry
½ TL scharfer Curry
1 kleine Zwiebel, fein gehackt
1 EL Dinkelhalbweißmehl/
Mehltype 720
1 dl/100 ml Weißwein
2 dl/200 ml Gemüsebrühe
wenig Meersalz

1 EL natives Olivenöl extra oder
wenig Butter
3–4 Scheiben frische Ananas
1 Birne
1 kleine Banane oder
Saisonfrüchte
(je nach Verträglichkeit)
einige Pfefferminz-
blättchen

1 Fleisch im Olivenöl anbraten,
Curry, Zwiebeln und Dinkelmehl
zufügen und andünsten. Weißwein
und Gemüsebrühe angießen,
etwa 15 Minuten köcheln lassen,
mit Salz abrunden.

2 Ananasscheiben in Stückchen
schneiden, Birne ungeschält
vierteln, entkernen und in feine
Spalten schneiden, Banane in
nicht zu feine Scheiben schneiden.
Früchte in einer weiten, nicht
klebenden Bratpfanne im Olivenöl
oder in der Butter schwenken.

3 Den Curry mit den Früchten
anrichten, mit Pfefferminze
garnieren.

Tipp Mit Trockenreis servieren.

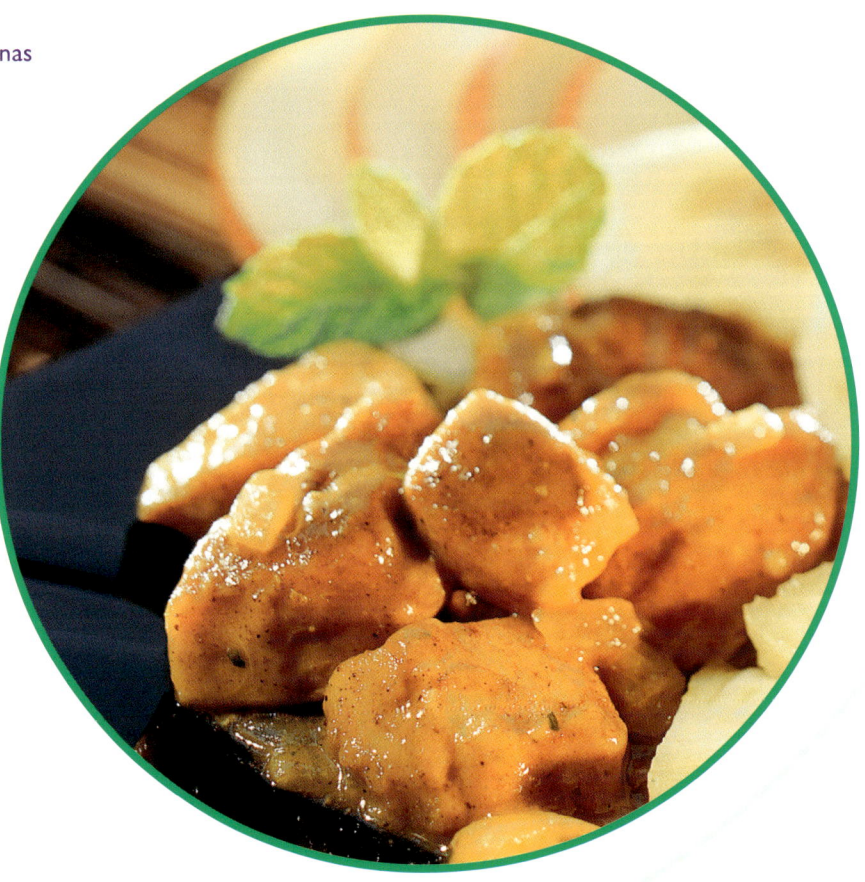

Mandelhuhn

1 Poulet/Hähnchen, ca. 1 kg,
in Teile zerlegt
5 EL natives Olivenöl extra
1 Msp Kardamompulver
je 1 Msp Meersalz und
Cayennepfeffer
50 g geriebene Mandeln,
nach Belieben
50 g ungeschwefelte Rosinen
(bei Verträglichkeit)
500 g fest kochende Kartoffeln
250 g Gemüse, z. B. Karotten,
Kohlrabi, Fenchel
250 g Schalotten, geviertelt
4 Knoblauchzehen, halbiert
1 TL gehackte Rosmarinnadeln
1 TL Thymianblättchen
20 g Mandelblättchen
10 ganze Mandeln
Kräutermeersalz
frisch gemahlener Pfeffer
1½ dl/150 ml Weißwein
1 dl/100 ml Wasser
½ dl/50 g Rahm/süße Sahne

1 Aus Olivenöl, Kardamom, Salz und Cayennepfeffer eine Marinade rühren, die Geflügelteile damit einpinseln, rund 30 Minuten marinieren. Nach Belieben in den geriebenen Mandeln wenden.

2 Die Rosinen in kaltem Wasser 15 Minuten einweichen, abtropfen lassen.

3 Backofen auf 250 °C vorheizen.

4 Fleischteile in ein eingefettetes Blech verteilen, in der Mitte in den Ofen schieben, Fleisch bei 250 °C 10 bis 15 Minuten braten, je nach Größe der Teile. Die Temperatur auf 200 °C reduzieren.

5 Die geschälten Kartoffeln in Würfel schneiden, das Gemüse putzen und klein schneiden. Kartoffeln, Gemüse, Zwiebeln, Knoblauch, Kräuter, Mandelblättchen sowie ganze Mandeln zum Fleisch geben, würzen, 10 Minuten garen. Weißwein, Wasser sowie Rahm verrühren, über das Bratgut gießen, nochmals 10 bis 15 Minuten braten. Auf dem Blech servieren.

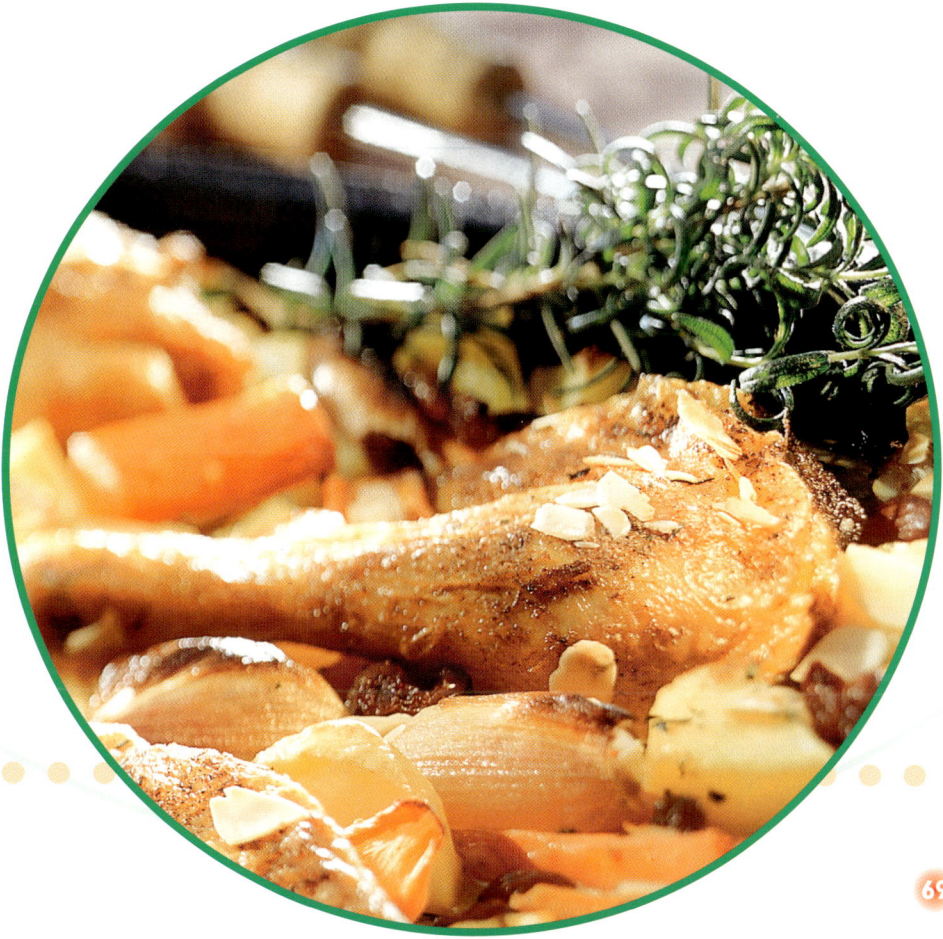

Nudelpfanne mit Pouletfleisch

1 EL natives Olivenöl extra
400 g Poulet-/Hähnchenfleisch,
in Streifen
wenig edelsüßes Paprikapulver
wenig Chilipulver
1 kleine Zwiebel, fein gehackt
1 rote Peperoni/Paprikaschote
(bei Verträglichkeit)
5–10 Lattich-/Kopfsalatblätter
Meersalz
frisch gemahlener Pfeffer
1 dl/100 ml Weißwein

300 g schmale Dinkelnudeln

1 Die Peperoni halbieren, den
Stielansatz und die Kerne entfernen, die Fruchthälften in kleine
Quadrate schneiden. Die Salatblätter in Streifen schneiden.

2 Das Fleisch im Olivenöl in
einem Wok oder in einer großen
Bratpfanne anbraten, Paprika-
und Chilipulver darüber streuen
und kurz mitbraten. Zwiebeln,
Peperoni und Salat unterrühren,
kurz mitdünsten, würzen. Weißwein angießen, 5 Minuten köcheln
lassen. Eventuell etwas Wasser
zufügen.

3 Die Dinkelnudeln in reichlich
Salzwasser al dente kochen,
abgießen, zum Fleisch geben,
mischen.

Siedfleischsalat

400 g gekochtes Suppenfleisch
vom Rind (Siedfleisch),
in Streifen
1 rote Zwiebel, in feinen Ringen
1 Salatgurke, gewürfelt

Sauce
3 EL Apfel- oder Birnenessig
1 TL Senf
wenig Kräutermeersalz
3 EL natives Olivenöl extra

1 Die Sauce zubereiten.

2 Kalte Fleischstreifen, Zwiebeln
und Gurken mit der Sauce gut
vermengen. 30 Minuten zugedeckt
ziehen lassen.

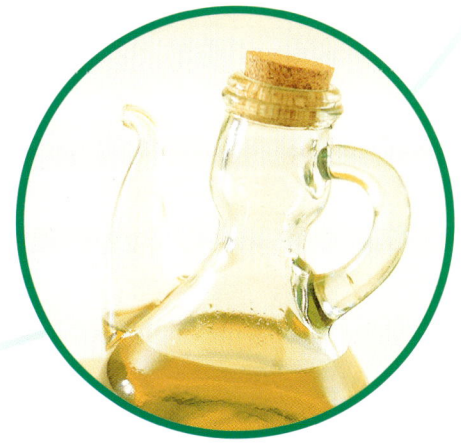

Würstchen im Teig

Teig
2 dl/200 ml Mandelmilch
10 g Bio-Frischhefe
1 TL Meersalz
40 g weiche Butter oder
0,3 dl/30 ml natives Olivenöl
extra
325–350 g Dinkelhalbweiß-
mehl/Mehltype 720

4 Würstchen
(Bezugsquelle, Seite 23)

Mandelmilch
2 dl/200 ml Wasser
1–2 EL Mandelpüree

1 Wasser und Mandelpüree mit dem Stabmixer aufmixen.

2 Mandelmilch in eine Schüssel geben, die Hefe in der Milch auflösen, die restlichen Zutaten zufügen, alles zusammenfügen und zu einem weichen Teig kneten. Zugedeckt rund 30 Minuten ruhen lassen.

3 Backofen auf 200 °C vorheizen.

4 Den Hefeteig 5 mm dick aus-rollen, 4 Rechtecke schneiden, so groß, dass die Würstchen ein-gepackt werden können. Die Ränder mit einer Gabel gut andrücken. Auf ein eingefettetes Blech legen.

5 Das Blech in der Mitte in den Ofen schieben, die Würstchen bei 200 °C etwa 20 Minuten backen.

Geschmortes Rindfleisch

1 EL natives Olivenöl extra
400 g Rinderfleisch zum
Schmoren, in feinen Scheiben
2 große Zwiebeln, gehackt
3–4 EL gehackte Kräuter,
z. B. Petersilie, Majoran, Thymian
Kräutermeersalz
200 g Saisongemüse (nach
Verträglichkeit), in feinen
Scheiben

Einen nicht zu weiten und gut ver-schließbaren Kochtopf mit dem Olivenöl auspinseln. Rinderfleisch mit Zwiebeln sowie Kräutern lagenweise einschichten, jede Lage würzen. Kochtopf zudecken, aufheizen, das Rinderfleisch bei schwacher Hitze im eigenen Saft 30 bis 45 Minuten schmoren, eventuell ein wenig Wasser zufügen. Die Gemüsescheiben auf das Fleisch legen und bei schwacher Hitze schmoren, bis das Gemüse gar ist.

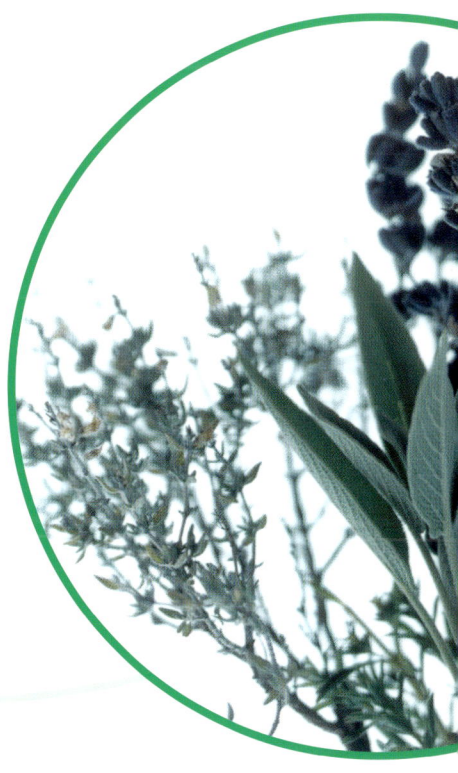

Lammkoteletts mit Oliven und Artischocken

4–8 doppelte Lammkoteletts
2 EL natives Olivenöl extra
wenig Senf
1 EL gehackte Rosmarinnadeln
natives Olivenöl extra
Kräutermeersalz
1 Dose Artischockenböden,
halbiert
grüne und schwarze Oliven,
Menge nach Belieben
(bei Verträglichkeit)
1 EL Rosmarinnadeln
1 dl/100 ml Weißwein

1 Für die Marinade Olivenöl, Senf und Rosmarin verrühren, die Lammkoteletts mit der Marinade bestreichen. Im Kühlschrank mindestens 2 Stunden marinieren.

2 Die Koteletts im Olivenöl beidseitig anbraten, herausnehmen und mit Kräutersalz würzen.

3 Eventuell nochmals wenig Olivenöl in die Bratpfanne geben, die Artischocken anbraten, Oliven und Rosmarin zufügen, kurz dünsten, den Weißwein angießen. Die Koteletts wieder zufügen, bei schwacher Hitze zugedeckt 15 Minuten köcheln lassen. Mit wenig Salz und frisch gemahlenem Pfeffer abschmecken.

Bild

• • • • • **Hauptgerichte mit Fleisch oder Fisch** • • • • • • • • • • • • • • • • • •

Hamburger mit Avocadosauce

500 g gehacktes Rinderfleisch
1 durchgepresste Knoblauchzehe
½ Bund Petersilie, fein gehackt
2 EL Rahm/süße Sahne
2 EL Dinkelpaniermehl
(siehe Seite 23)
½ TL Kräutermeersalz
1 Prise Paprikapulver
1 Prise Pfeffer
natives Olivenöl extra zum
Braten

4 Salatblätter
einige Gurkenscheiben

Avocadosauce
1 reife Avocado
1 EL Sauerrahm/saure Sahne
Kräutermeersalz

1 Portion Würstchenteig,
Rezept Seite 71

1 Den Backofen auf 200 °C vorheizen.

2 Den Teig in 6 bis 8 Portionen teilen, Kugeln formen und diese auf ein mit Backpapier belegtes Blech legen. Etwa 15 Minuten gehen lassen. Die Kugeln etwas flach drücken. Das Blech in der Mitte in den Ofen schieben, die Brötchen bei 200 °C rund 20 Minuten backen.

3 Die Avocado halbieren, den Stein entfernen, das Fruchtfleisch mit einem Esslöffel herauslösen, den Sauerrahm zufügen, mit dem Stabmixer pürieren, mit Kräutersalz abschmecken.

4 Hackfleisch, Knoblauch, Petersilie, Rahm und Paniermehl gut vermengen, würzen, 8 Burger formen, im Olivenöl bei mittlerer Hitze beidseitig braten.

5 Die Brötchen aufschneiden, die Avocadosauce auf die untere Hälfte verteilen, Salatblätter, Gurkenscheiben und Hamburger dazwischen legen, sofort servieren.

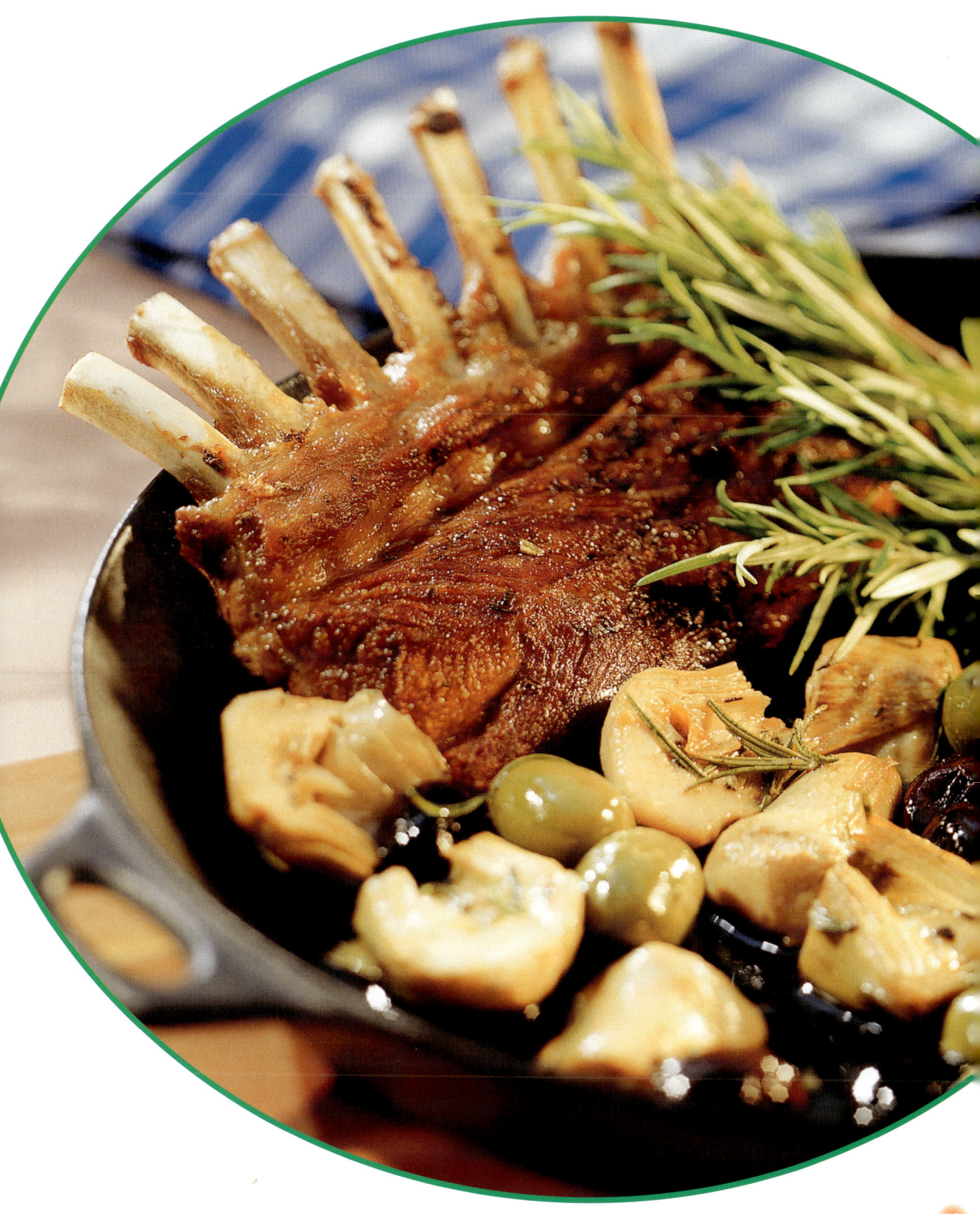

Fruchtsaucen

Desserts

Kompott

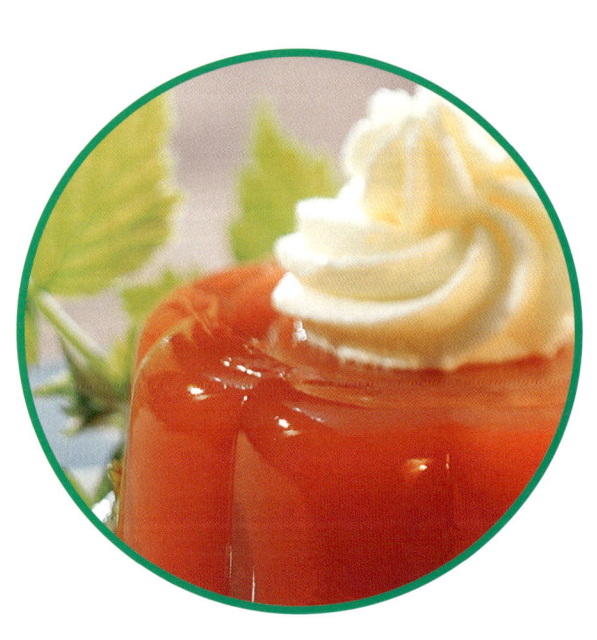

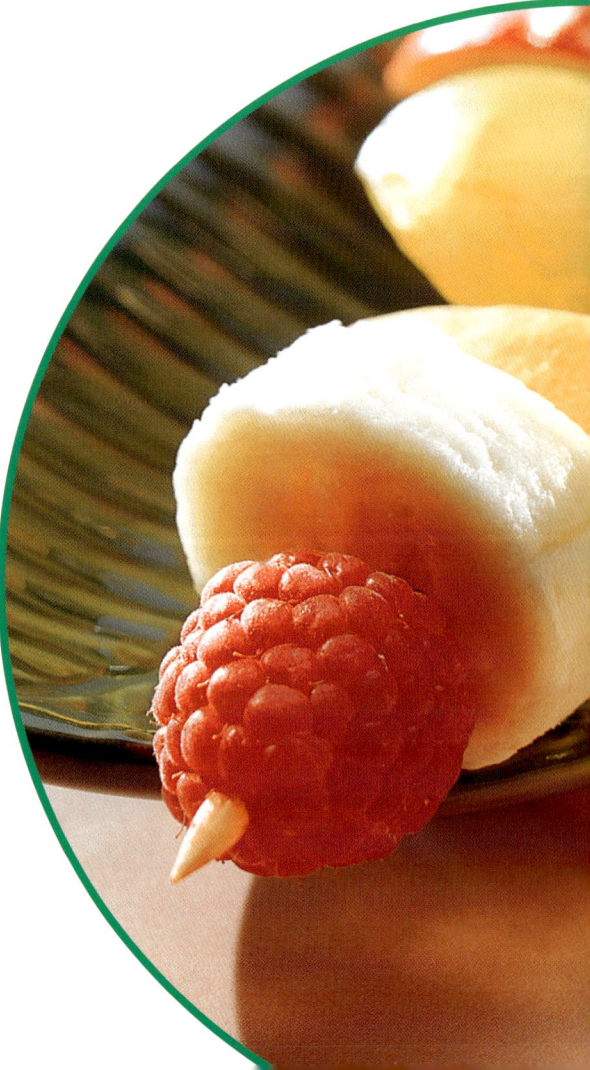

Fruchtspießchen

400 g Saisonfrüchte,
(je nach Verträglichkeit)
z. B. Birnen, Äpfel, Aprikosen,
Pfirsiche, Melonen, Bananen,
Zwetschgen, in mundgerechten
Stücken
Pfefferminzblättchen

Früchte abwechselnd mit Pfefferminzblättchen auf Holzspießchen
stecken.

Himbeersauce

300 g Himbeeren
15 Tropfen Stevia (siehe Seite 23)
½ dl/50 ml ungezuckerter
Ananassaft (während der
1. Phase Wasser verwenden)
1 Msp Agar-Agar-Pulver

1 Himbeeren, Stevia und Ananassaft aufkochen, bei schwacher
Hitze 2 bis 3 Minuten kochen. Die
Fruchtmasse durch ein Chrom-
stahlsieb streichen, so können
die Fruchtsteinchen aufgefangen
werden.

2 Dünne Fruchtsaucen können
mit Agar-Agar gebunden werden.
Das Pulver mit wenig Wasser
glatt rühren, zur Himbeersauce
geben und unter Rühren 2 Minuten
kochen.

Zwetschgensauce

300 g reife Zwetschgen
½ dl/50 ml Apfelsaft
(während der 1. Phase Wasser
verwenden)
1 Zimtstange

1 Die Zwetschgen halbieren und
entsteinen, den Stielansatz
wegschneiden und die Fruchthälften klein schneiden.

2 Zwetschgen mit Apfelsaft und
Zimtstange aufkochen, bei
schwacher Hitze weich garen.
Zimtstange entfernen. Früchte
mit dem Stabmixer pürieren.

Variante Andere Steinfrüchte,
je nach Verträglichkeit, verwenden.

Tipp Zu Reispudding, Hirse-
oder Dinkel-Grießköpfchen
servieren.

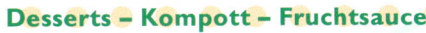

Bratapfel mit Mandelfüllung

4 säuerliche Äpfel, z. B. Boskoop
½ Zitrone, Saft
50 g geriebene Mandeln
20 g ungeschwefelte Rosinen
(bei Verträglichkeit)
1 EL flüssiger Honig,
z. B. Akazienhonig
2–3 EL Rahm/süße Sahne
ca. ½ dl/50 ml Wasser
Mandelblättchen

1 Den Backofen auf 200 °C vor-heizen.

2 Den Äpfeln einen Deckel abschneiden, Kerngehäuse mit dem Kugelausstecher ausstechen, das Fruchtfleisch sofort mit Zitronensaft bepinseln.

3 Mandeln, Rosinen, Honig sowie Rahm verrühren, mit so viel Wasser verdünnen, dass eine streichfähige Masse entsteht, in die Äpfel füllen. Die Äpfel in

eine eingefettete Form stellen, Mandelblättchen darüber streuen.

4 Die gefüllten Äpfel in der Mitte in den Ofen schieben, bei 200 °C rund 20 Minuten backen, bis sich das Fruchtfleisch mit einer Nadel leicht einstechen lässt.

Bild

Gefüllte Melone

2 Zuckermelonen,
z. B. Honig-, Galia-, Netz-,
Cavaillonmelonen
1 Pfirsich oder
2–3 Aprikosen
1 Birne oder
1 kleine Banane
1 Hand voll Himbeeren
3 EL Mandelblättchen

1 Die Mandelblättchen in einer Bratpfanne ohne Fett hellbraun rösten.

2 Die Melonen quer halbieren und entkernen, aus dem Frucht-fleisch Kugeln (Kugelausstecher) ausstechen.

3 Pfirsich respektive Aprikosen halbieren und entsteinen, den Stielansatz entfernen, die Frucht-hälften in feine Spalten schneiden. Birne schälen, vierteln und ent-kernen, die Fruchtviertel quer in feine Scheiben schneiden. Banane schälen, in Scheiben schneiden.

4 Sämtliche Früchte sorgfältig miteinander vermengen, in die Melonenschalen füllen. Die Mandelblättchen darüber streuen.

Tipps Nach Belieben mit wenig Schlagrahm (bei Verträglichkeit) servieren. Die Früchte sollen reif sein, nur so ist der «Frucht-salat» ein Genuss.

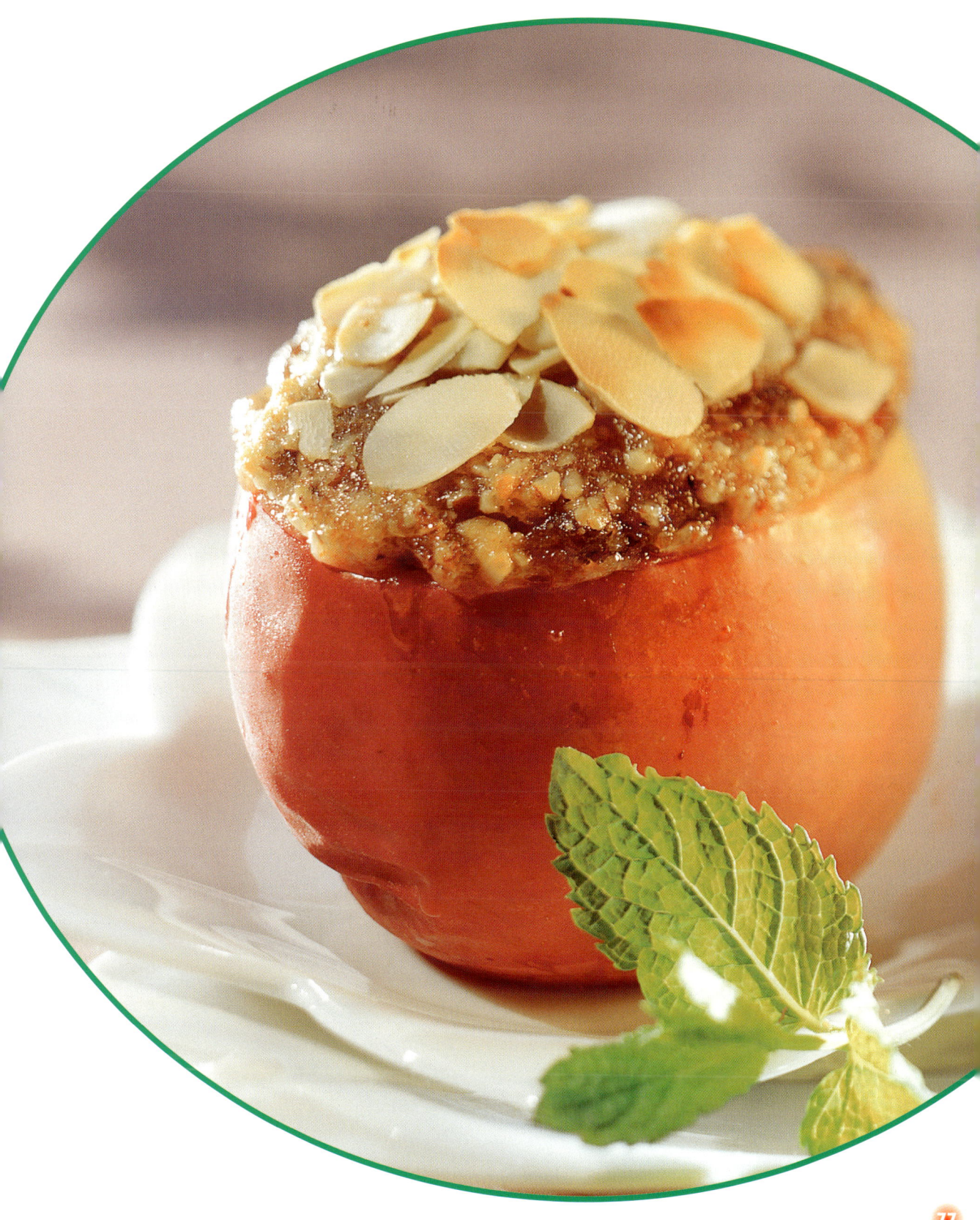

Himbeerköpfchen

250 g Himbeeren
3½ dl/350 ml ungezuckerter
Ananassaft
1 EL Agavendicksaft
oder
10 Tropfen Stevia (siehe Seite 23)
1 TL Agar-Agar-Pulver

Schlagrahm/-sahne für die
Garnitur (bei Verträglichkeit)

1 Die Hälfte der Himbeeren und
1 dl/100 ml Ananassaft in einer
kleinen Pfanne aufkochen, köcheln
lassen, bis die Beeren zerfallen
sind. Durch ein Sieb streichen und
den Saft auffangen.

2 Den Himbeersaft mit dem
restlichen Ananassaft aufkochen,
den Agavendicksaft und das mit
wenig Wasser angerührte Agar-

Agar-Pulver einrühren, 2 Minuten
köcheln lassen. Restliche Beeren
zufügen, in Portionsförmchen
füllen. Bei Zimmertemperatur
abkühlen lassen, dann kühl stellen.

3 Die Himbeerköpfchen auf Teller
stürzen, mit Schlagrahm garnieren.

Bild

Desserts – Kompott – Fruchtsaucen

Zwetschgen-kompott

500 g Zwetschgen,
entsteint und halbiert
2 EL Birnen- oder
Agavendicksaft
oder
12 Tropfen Stevia (siehe Seite 23)
1 Zimtstange, halbiert

Die Zwetschgen halbieren und
entsteinen, den Stielansatz
entfernen, mit dem Birnendicksaft
und dem Zimt aufkochen, bei
schwacher Hitze knapp weich
kochen, ab und zu rühren. Auskühlen lassen. Die Zimtstange
entfernen.

Variante Gleiche Zubereitung
mit Pflaumen, Mirabellen, Reine-
claudes, Aprikosen, Pfirsichen,
Birnen, je nach Verträglichkeit.

Bananen in der Blätterteighülle

200 g Dinkelblätterteig
4 reife Baby-Bananen,
8–10 cm lang
2 EL Wasser
wenig Rahm/süße Sahne

1 Den Blätterteig 3 mm dick ausrollen, den Teig in 4 gleich große
Rechtecke schneiden, groß genug,
dass man die Bananen einpacken
kann.

2 Den Backofen auf 180 °C vorheizen.

3 Auf jedes Blätterteigstück eine
Banane legen und diese einrollen.
Aus den Teigresten Verzierungen
ausstechen und mit dem Wasser-
Rahm-Gemisch auf die Teig-
päckchen kleben. Päckchen mit
dem Wasser-Rahm-Gemisch
bepinseln, auf ein mit Backpapier
belegtes Backblech legen.
Rund 15 Minuten kühl stellen.

4 Bananenpäckchen in der Mitte
in den Ofen schieben, bei 180 °C
rund 20 Minuten backen. Warm
servieren.

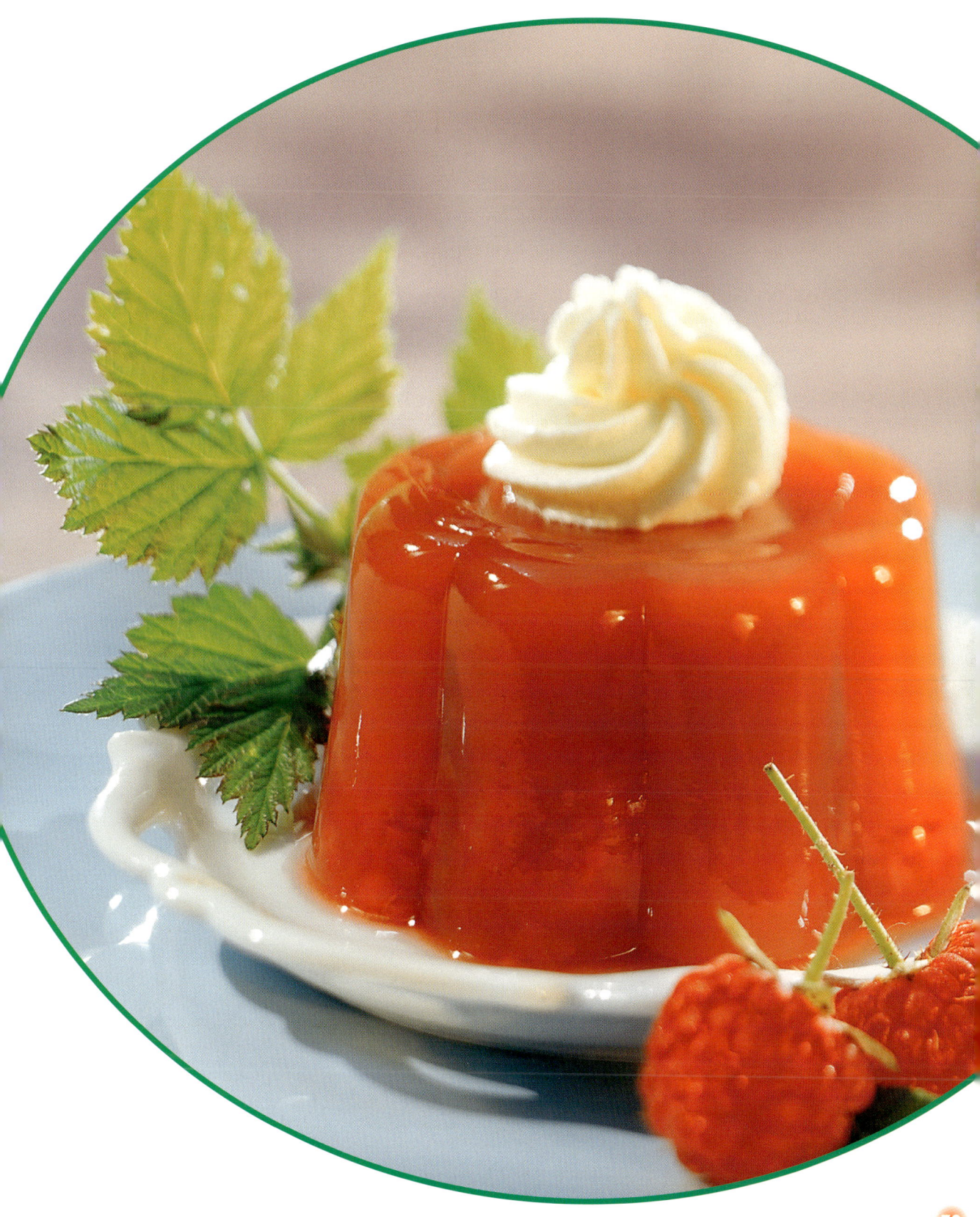

Marroni-Apfel-Mousse

250 g ungesüßtes Marroni-/
Kastanienpüree
(frisch oder tiefgekühlt)
2–3 EL Wasser
2–3 EL Agavendicksaft oder
Ahornsirup
2–3 säuerliche Äpfel
1,8 dl/180 g Rahm/süße Sahne

1–2 EL Mandelblättchen
Zimtpulver

1 Marronipüree, Wasser und
Agavendicksaft glatt rühren. Die
Äpfel mit der Schale auf einer
feinen Rohkostreibe dazu reiben,
gut vermengen. Den Rahm
steif schlagen, sorgfältig unter-
ziehen. Mousse 2 Stunden kühl
stellen.

2 Eine Bratpfanne aufheizen, die
Mandelblättchen hellbraun rösten.

3 Von der Marroni-Apfel-Mousse
mit einem Eisportionierer (immer
wieder in heißes Wasser tauchen)
Kugeln abstechen, je 2 Kugeln auf

einem Teller anrichten, mit den
Mandelblättchen und wenig Zimtpulver bestreuen.

Variante 2 Birnen schälen,
halbieren, das Kerngehäuse entfernen, die Fruchthälften im
Dampf nicht zu weich garen.
Abkühlen lassen. Birnenhälften
auf Tellern anrichten und mit
einer Kugel Marroni-Apfel-Mousse
füllen, mit Mandelblättchen und
Zimtpulver bestreuen.

Hirseköpfchen

$^3/_4$ l Wasser
4 EL Mandelpüree
200 g Hirsegrieß
22 Tropfen Stevia (siehe Seite 23)
1 Hand voll ungeschwefelte
Rosinen (bei Verträglichkeit)

1 Das Wasser mit dem Mandelpüree mixen, aufkochen. Den
Hirsegrieß unter ständigem
Rühren langsam einrieseln lassen,
Stevia und Rosinen zufügen,
die Masse bei schwacher Hitze
unter häufigem Rühren zu
einem dicken Brei einkochen.

2 Die Förmchen mit kaltem
Wasser ausspülen, mit dem Brei
füllen. Erkalten lassen. Die
Köpfchen auf Teller stürzen.

Tipp Die Hirseköpfchen mit
einem Fruchtkompott servieren.

Variante Hirsegrieß durch
Dinkelgrieß ersetzen.

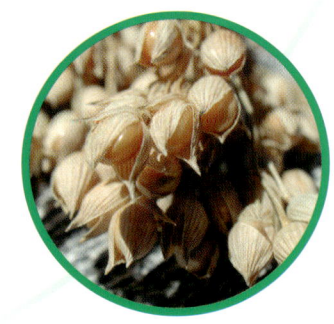

Reispudding

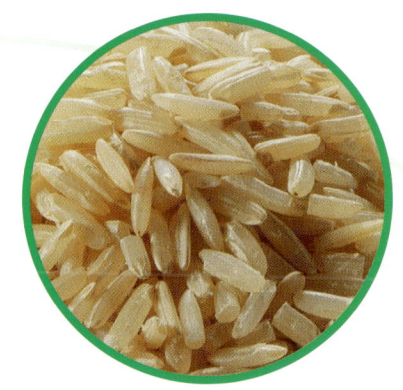

6½ dl/650 ml Wasser
1½ dl/150 g Rahm/süße Sahne
oder
8 dl/800 ml Wasser und
4 EL Mandelpüree
2 EL Agavendicksaft
10 Tropfen Stevia (siehe Seite 23)
1 Msp Bourbon-Vanille
180 g Vollreis/Naturreis für
Milchreis
4 EL ungeschwefelte Rosinen
(bei Verträglichkeit)

1 Wasser, Mandelpüree, Rahm, Agavendicksaft, Stevia sowie Bourbon-Vanille aufkochen. Reis zufügen, unter gelegentlichem Rühren zu einem Brei einkochen. Rosinen unterrühren.

2 Den Reisbrei in eine mit kaltem Wasser ausgespülte Form füllen, erkalten lassen. Kurz vor dem Servieren auf eine Platte stürzen.

Tipp Mit einer Fruchtsauce, Seite 75, servieren.

1. Phase Rahm durch Mandelmilch ersetzen.

Gratinierte Früchte mit Streuseln

450 g Früchte, z. B. Birnen, Äpfel, Zwetschgen, Pfirsiche, feste Bananen usw.
(je nach Verträglichkeit)
10 Tropfen Stevia (siehe Seite 23)
2 EL warmes Wasser
natives Olivenöl extra für die Form

Streusel
40 g weiche Butter
5 EL natives Olivenöl extra oder
5 EL kalt gepresstes Sonnenblumenöl
2 EL Agavendicksaft
80 g Dinkelhalbweißmehl/
Mehltype 720

1 Den Backofen auf 200 °C vorheizen. Eine Gratinform mit Olivenöl auspinseln.

2 Birnen und Äpfel nach Belieben schälen, vierteln und entkernen, die Fruchtviertel quer in feine Scheiben schneiden. Zwetschgen und Pfirsiche halbieren und entsteinen, je nach Größe halbieren oder in Spalten schneiden. Bananen in 1 cm dicke Scheiben schneiden. Früchte in die Form schichten. Stevia und Wasser verrühren und über die Früchte träufeln.

3 Für die Streusel alle Zutaten zu einem Teig zusammenfügen, krümelig über die Früchte reiben.

4 Die Gratinform in der Mitte in den Ofen schieben, das Gratin bei 200 °C 25 bis 30 Minuten überbacken. Heiß servieren.

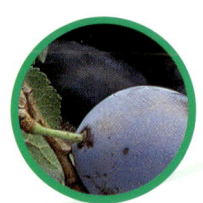

Brot

Teig-Grundrezept

süßes Gebäck

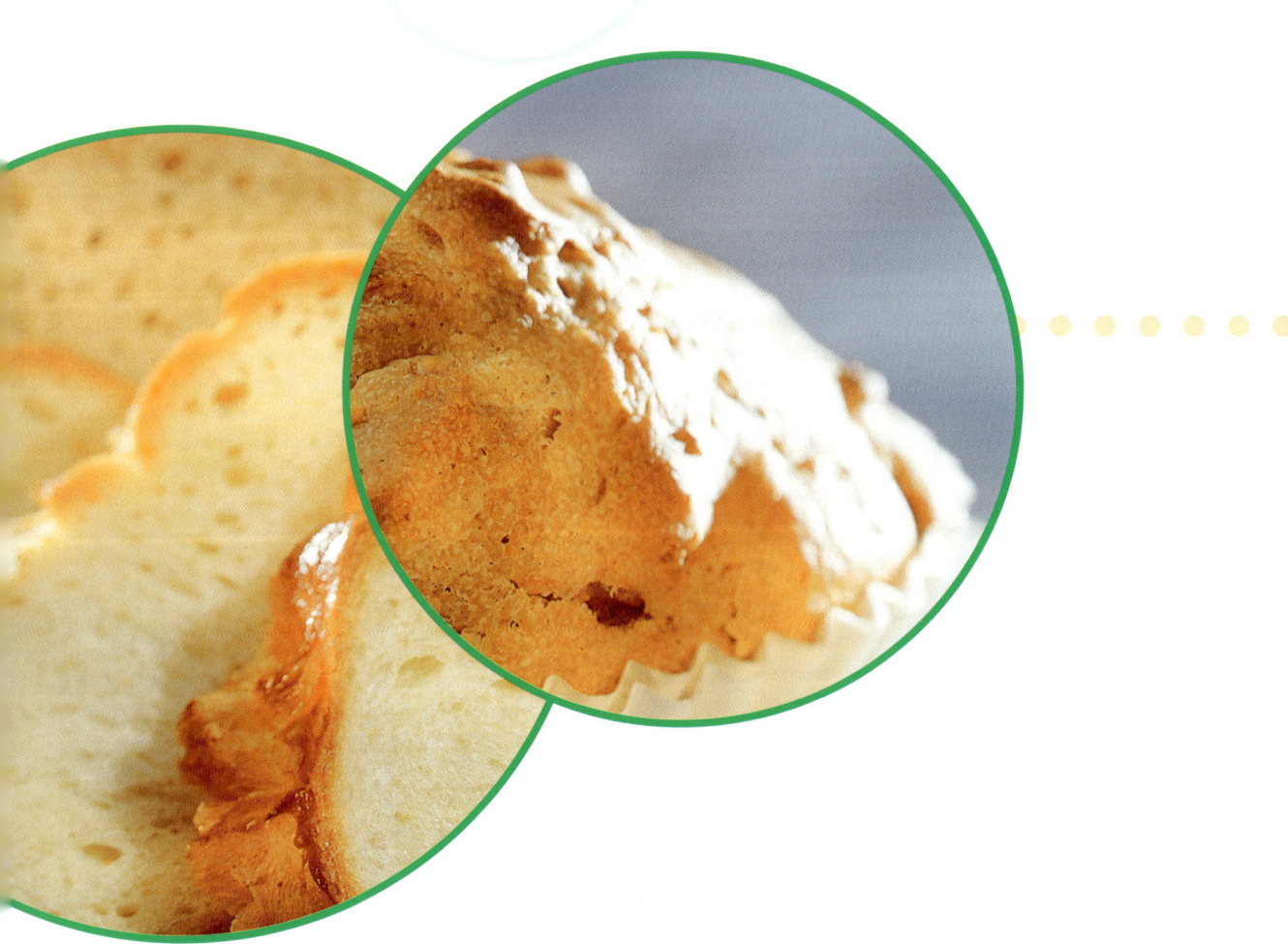

Chappati – Vollkorn-Fladenbrot ohne Hefe

für 3 bis 4 Personen

250 g Dinkelvollkornmehl oder
250 g Dinkelhalbweißmehl/
Mehltype 720
½ TL Meersalz
ca. 1½ dl/150 ml/ heißes Wasser
2 EL natives Olivenöl extra

1 Mehl mit dem Salz in einer Schüssel mischen, Das Olivenöl und so viel Wasser zufügen, dass ein weicher Teig entsteht. Etwa 10 Minuten kneten, bis der Teig nicht mehr klebrig ist. Zugedeckt 1 Stunde ruhen lassen.

2 Teig in beliebig große Stücke portionieren, daraus Kugeln formen und diese auf bemehlter Arbeitsfläche zu dünnen Fladen ausrollen.

3 Eine Bratpfanne erhitzen, ein Chappati nach dem andern bei mittlerer Hitze ohne Fett auf beiden Seiten je 2 Minuten braten, bis das Fladenbrot braune Flecken hat. Warm servieren.

Tipp Die Chappatis können auch auf einem Grill gebacken werden. Dazu braucht es viel Glut.

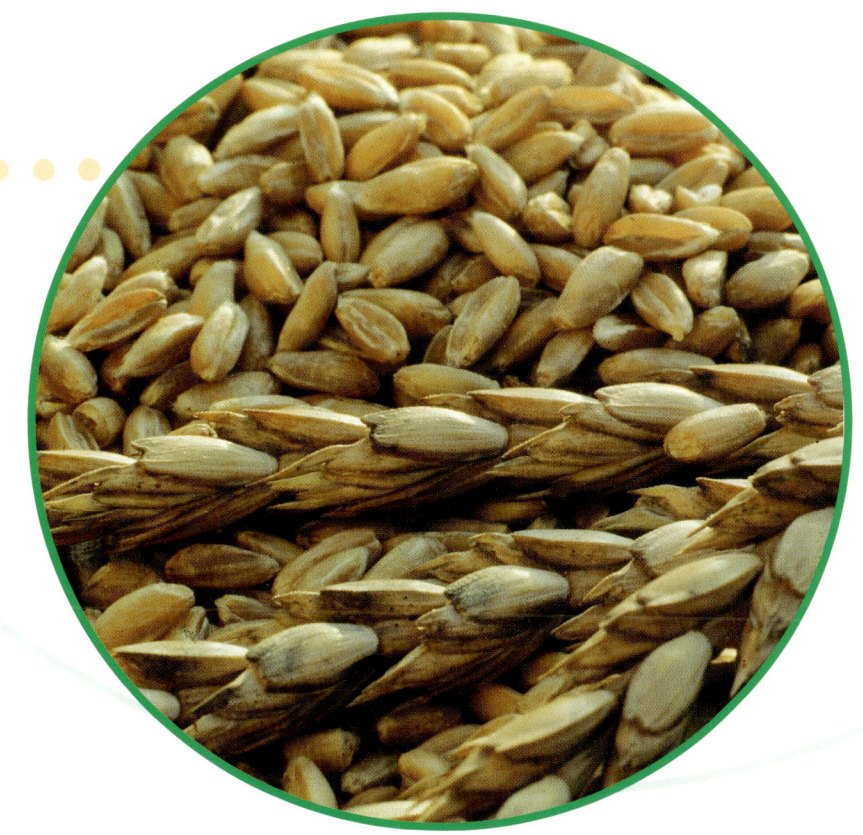

Dinkelzopf

20 g Bio-Frischhefe
2½–3 dl/250–300 ml Reismilch
500 g Dinkelhalbweiß/
Mehltype 720 oder
500 g Dinkelweißmehl/
Mehltype 405
1 TL Meersalz
1 dl/100 ml natives Olivenöl
extra

1 Die Hefe in der Hälfte der zimmerwarmen Reismilch auflösen, 10 Minuten quellen lassen.

2 Mehl und Salz in einer Schüssel mischen, eine Vertiefung formen. Hefemilch, restliche Reismilch und Olivenöl hineingießen, zu einem Teig zusammenfügen, gut kneten, bis der Teig regelmäßige Luftlöcher hat. Schüssel zudecken, den Teig bei Zimmertemperatur auf das doppelte Volumen aufgehen lassen.

3 Den Teig nochmals kurz durchkneten, in zwei gleich große Portionen teilen, 2 Stränge drehen, zu einem Zopf flechten. Den Zopf auf ein eingefettetes Blech legen, an einem kühlen Ort 30 Minuten gehen lassen.

4 Den Backofen auf 200 °C vorheizen.

5 Zopf mit Wasser bepinseln. Das Blech in der Mitte in den Ofen schieben, den Zopf bei 200 °C rund 40 Minuten backen.

Bild

● ● ● ● ● ● **Brot, Teig-Grundrezept** ●

Dinkelbrot

für eine Cake-/Kastenform von 28 cm Länge
1 kg Dinkelruchmehl/
Mehltype 1050 oder
500 g Dinkelruchmehl/
Mehltype 1050 und
500 g Dinkelvollkornmehl
1 EL Meersalz
10 g Bio-Frischhefe oder
1 Briefchen Trockensauerteig
oder Sauerteigextrakt
6–7 dl/600–700 ml Wasser

1 Das Mehl und das Salz in einer Schüssel mischen, eine Vertiefung formen. Die Hefe in wenig Wasser (1 dl/100 ml) auflösen, in die Vertiefung gießen, 1 bis 2 Esslöffel Mehl unterrühren. Den Vorteig zugedeckt bei Zimmertemperatur 15 Minuten gehen lassen.

2 Restliches Wasser zum Vorteig geben, das Ganze zusammenfügen und kneten, bis der Teig geschmeidig ist. Er soll so feucht sein, dass er an den Händen noch klebt.

3 Teig über Nacht zugedeckt im Kühlschrank gehen lassen. Oder den Teig in die eingefettete Cakeform füllen und im Kühlschrank gehen lassen.

4 Backofen auf 200 °C vorheizen.

5 Die Form in der Mitte in den Ofen schieben, das Brot bei 200 °C etwa 40 Minuten backen.

Variante Zur Abwechslung 500 g Dinkelvollkornmehl und 500 g Dinkelhalbweißmehl/ Mehltype 720 verwenden.

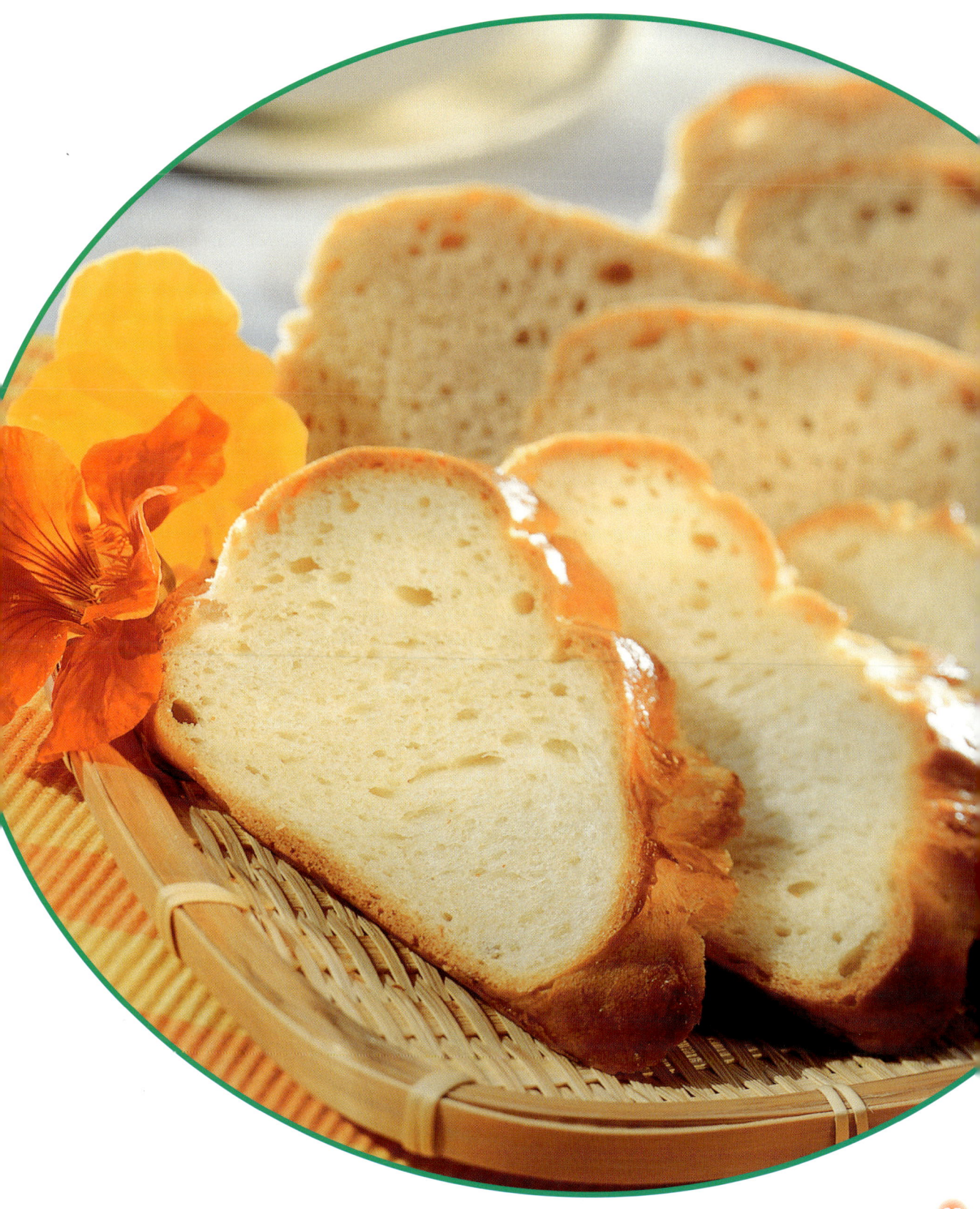

Pitabrote

1 Würfel Bio-Frischhefe
4 dl/400 ml lauwarmes Wasser
500–600 g Dinkelhalbweiß-
mehl/Mehltype 720
1 TL Meersalz

1 Die Hefe im lauwarmen Wasser auflösen. 300 g Mehl unter die Flüssigkeit rühren, einige Minuten weiter rühren. Schüssel mit einem feuchten Tuch bedecken, den Teig bei Zimmertemperatur rund 2 Stunden gehen lassen.

2 Das Salz unter den Teig rühren. Restliches Mehl nach und nach unterrühren, bis der Teig weich, aber nicht mehr klebrig ist. Die Schüssel mit einem feuchten Tuch bedecken, den Brotteig etwa 1 Stunde bei Zimmertemperatur gehen lassen.

3 Den Backofen auf 200 °C vorheizen.

4 Aus dem Teig eine Rolle formen, diese in 8 bis 12 Portionen teilen, daraus Kugeln formen, rund ausrollen.

5 Pitabrote in der Mitte in den Ofen schieben, bei 200 °C rund 15 Minuten backen.

6 Zum Füllen die Pitabrote auf einer Seite einschneiden.

● ● ● ● ● **Brot, Teig-Grundrezept** ●

Dinkelkuchenteig – Grundrezept

für süße und pikante Kuchen/Wähen
für ein rundes Blech von 28 cm Durchmesser

275 g Dinkelruchmehl/
Mehltype 1050 oder
275 g Dinkelvollkornmehl oder
275 g Dinkelhalbweißmehl/
Mehltype 720
½ TL Meersalz
1¾ dl/175 ml kochendes Wasser
½ dl/50 ml natives Olivenöl
extra

1 Das Mehl mit dem Salz in einer Schüssel mischen.

2 Kochendes Wasser zum Olivenöl geben, mit dem Stabmixer 1 Minute aufmixen, bis die Flüssigkeit emulgiert. Sie muss milchig sein. Sofort zum Mehl geben und unverzüglich zu einem Teig zusammenfügen. Den Teig nicht kneten. Warm verarbeiten.

Mandelkekse

250 g Dinkelhalbweißmehl/
Mehltype 720 oder
250 g Dinkelruchmehl/
Mehltype 1050 oder
250 g Dinkelvollkornmehl
125 g geriebene Mandeln
1,2 dl/120 ml natives Olivenöl
extra oder Rapsöl
½ TL Steviapulver oder
10 Tropfen Stevia flüssig
(siehe Seite 23)
3–4 EL Agavendicksaft
(kann reduziert werden)
je 1 Prise Nelken- und Zimtpulver
6–8 EL kohlensäurehaltiges
Mineralwasser

1 Mehl, geriebene Mandeln, Olivenöl, Stevia, Agavendicksaft und Gewürze vermengen, Mineralwasser von Hand einkneten. Den Teig zu einer Rolle formen und in Klarsichtfolie einwickeln, etwa 30 Minuten kühl stellen.

2 Den Backofen auf 200 °C vorheizen. Das Backblech einfetten.

3 Die Teigrolle in 5 mm dicke Scheiben schneiden und auf das eingefettete Blech legen.

4 Mandelkekse in der Mitte in den Ofen schieben, bei 200 °C 12 Minuten backen.

Torta di Pane

**für eine Springform von
20 cm Durchmesser**

200 g altbackenes Dinkelvollkornbrot
½ l Reis- oder Mandelmilch
½ TL Steviapulver oder
15 Tropfen Stevia (siehe Seite 23)
1 EL Amaretto
1 EL Carob
50 g geriebene Mandeln
150 g ungeschwefelte Rosinen

Zum Bestreuen
1 Hand voll Mandelstäbchen
10–20 g kalte Butterstückchen

1 Das zerkleinerte Brot in einer kleinen Schüssel mit der heißen Reis- oder Mandelmilch übergießen, stehen lassen, bis das Brot weich ist und mit einer Gabel zerpflückt werden kann.

2 Den Backofen auf 180 °C vorheizen. Die Springform mit Butter einfetten.

3 Restliche Zutaten mit dem Brot vermengen, in die eingefettete Springform verteilen. Die Mandelstäbchen und die Butterstückchen darauf verteilen.

4 Die Springform in der Mitte in den Ofen schieben, Torta di Pane bei 180 °C rund 35 Minuten backen.

Tipp Die Mandelmilch kann auch aus ½ l Wasser und 4 Esslöffeln Mandelpüree hergestellt werden.

Muffins mit Trockenfrüchten

250 g Dinkelvollkornmehl oder
Dinkelruchmehl/Mehltype 1050
150 g getrocknete Feigen und
entsteinte Datteln
3 TL phosphatfreies Backpulver
½ TL Meersalz
½ TL Zimtpulver
½ TL Lebkuchengewürz
½ dl/50 ml natives Olivenöl
extra
3½ –4 dl/350–400 ml Reis-
oder Mandelmilch
½ TL Steviapulver oder
ca. 20 Tropfen Stevia flüssig
(siehe Seite 23)

1 Trockenfrüchte am besten mit
dem Cutter oder einem Wiegemesser fein hacken.

2 Den Backofen auf 180 °C vorheizen. Zwei Muffinbleche mit
Olivenöl gut einfetten.

3 Mehl, Trockenfrüchte, Backpulver sowie Gewürze mischen.
Olivenöl, Reismilch sowie Steviapulver glatt rühren, zum Mehl
geben und zu einem Teig rühren.
In die Vertiefungen füllen.

4 Die Bleche in der Mitte in den
Ofen schieben, die Muffins bei
180 °C 20 bis 25 Minuten backen.

Tipps Die Muffins zum Frühstück, als Snack oder als Dessert
servieren. Das Gebäck kann
auch tiefgekühlt werden.

Bild

Dattelkuchen

**für eine Cake-/Kastenform
von 26–28 cm Länge**

500 g Dinkelhalbweißmeh/
Mehltype 720 oder
500 g Dinkelvollkornmehl
½ Briefchen phosphatfreies
Backpulver
1 TL Meersalz
6 dl/600 ml Reismilch
300 g getrocknete Datteln
(Tunesien)

1 Datteln entsteinen, von Hand
möglichst fein schneiden, mit dem
Wiegemesser oder im Cutter
fein hacken.

2 Den Backofen auf 180 °C vorheizen. Form einfetten.

3 Mehl, Backpulver und Salz
mischen, Reismilch und Datteln
zufügen, zu einem Teig kneten.
Länglich formen und in die Form
legen.

4 Den Dattelkuchen in der Mitte
in den Ofen schieben und bei
180 °C rund 60 Minuten backen.

Datteln Kalifornische Früchte
sind für diesen Kuchen ungeeignet,
weil sie zu klebrig sind.

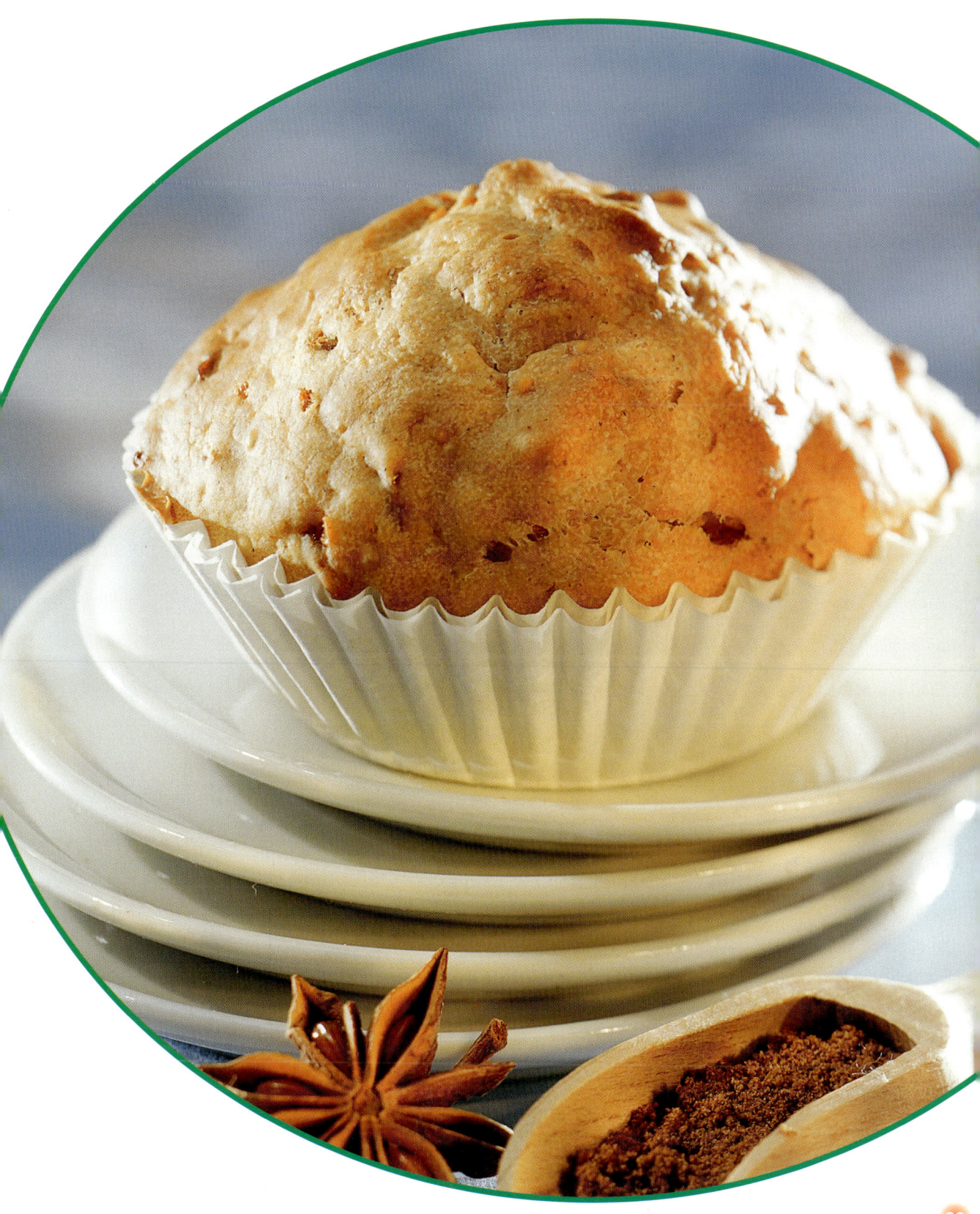

Apfelstrudel

für 6 bis 8 Portionen

Strudelteig
250 g Dinkelweißmehl/
Mehltype 405
2 EL flüssige, kalte Butter
1 Prise Meersalz
ca. 1 dl/100 ml lauwarmes Wasser
1 EL natives Olivenöl extra
zum Bepinseln

Füllung
1,2 kg feste, säuerliche Äpfel
100 g ungeschwefelte Rosinen
(bei Verträglichkeit)
3 EL geriebene Mandeln
70 g Agavendicksaft
½ TL Zimtpulver, nach Belieben

2–3 EL Dinkelpaniermehl
(siehe Seite 23)
flüssige Butter zum Bepinseln
des Teiges

1 Das Mehl in eine Schüssel geben und eine Vertiefung formen. Die flüssige Butter und das Salz hinein geben. Das Mehl und das lauwarme Wasser nach und nach in die Mitte geben, kräftig durchkneten, bis der Teig glatt und elastisch ist. Aus dem Teig eine Kugel formen und diese mit Olivenöl bepinseln, in Plastikbeutel legen oder in Klarsichtfolie einwickeln. 20 Minuten oder länger ruhen lassen.

2 Die Rosinen in wenig Wasser einweichen. Die Äpfel schälen, vierteln und entkernen, die Fruchtviertel in feine Scheiben schneiden, in einer Schüssel mit Mandeln, Agavendicksaft und Zimt mischen, gut durchziehen lassen. Vor der Weiterverarbeitung abgetropfte Rosinen unterrühren.

3 Backofen auf 200 °C vorheizen. Das KuChenblech mit Backpapier belegen.

4 Ein großes Küchentuch mit Mehl bestäuben, Teigkugel darauf mit dem Nudelholz dünn ausrollen, dann mit den Handrücken unter das Teigblatt fassen, den Teig vorsichtig in alle Richtungen hauchdünn ausziehen. Teigblatt mit flüssiger Butter bepinseln, Paniermehl darauf ausstreuen. Apfelmischung gleichmäßig darauf verteilen, einen Rand von 2 cm frei lassen. Ränder mit flüssiger Butter bepinseln, über die Füllung legen. Das Küchentuch auf einer Längsseite anheben und den Strudel schwungvoll aufrollen. Mit Hilfe des Tuches auf das Blech heben. Oberfläche mit viel flüssiger Butter bepinseln.

5 Den Apfelstrudel in der Mitte in den Ofen schieben, bei 200 °C 50 bis 60 Minuten backen. Vor dem Anschneiden etwas abkühlen lassen.

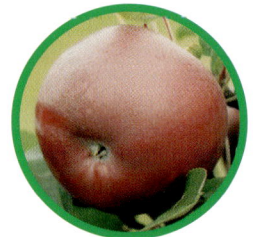

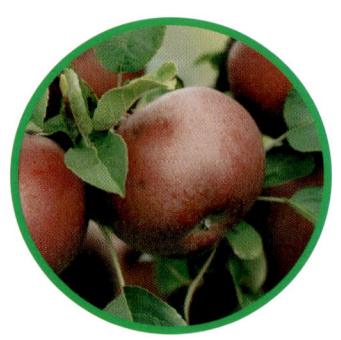

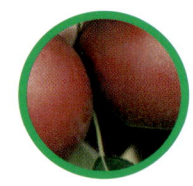

Tarte Tatin - Gestürzter Apfelkuchen

für eine Kuchenform von 25 bis 30 cm Durchmesser

5–6 Äpfel, Cox Orange oder Boskoop
30–50 g weiche Butter für die Form
50–80 g Agavendicksaft
250 g Dinkel-Vollkornblätterteig
wenig Dinkelmehl
1,8 dl/180 g Rahm/süße Sahne
(bei Verträglichkeit)

1 Die Äpfel schälen, das Kerngehäuse ausstechen, die Früchte quer halbieren.

2 Die Form großzügig mit der weichen Butter einstreichen, den Agavendicksaft auf dem Boden verteilen, die Apfelhälften mit der Schnittfläche oben in die Form stellen. Blätterteig auf der leicht bemehlter Arbeitsfläche rund und 3 bis 5 mm dick ausrollen, auf die Äpfel legen, den Teigrand nach innen legen, d. h. zwischen Formrand und Äpfel. Im Kühlschrank 20 bis 30 Minuten ruhen lassen. Teigblatt mit einer Gabel ein paar Mal einstechen.

3 Den Backofen auf 220 °C vorheizen.

4 Tarte Tatin auf eine Herdplatte stellen, 10 Minuten bei starker Hitze brodeln lassen. Dann die Form in den Ofen schieben, Tarte bei 220 °C rund 20 Minuten backen, bis der Teig aufgegangen ist.

5 Die Tarte Tatin auf eine Platte stürzen, heiß mit Schlagrahm servieren.

Variante Kann auch mit festen Birnen zubereitet werden.

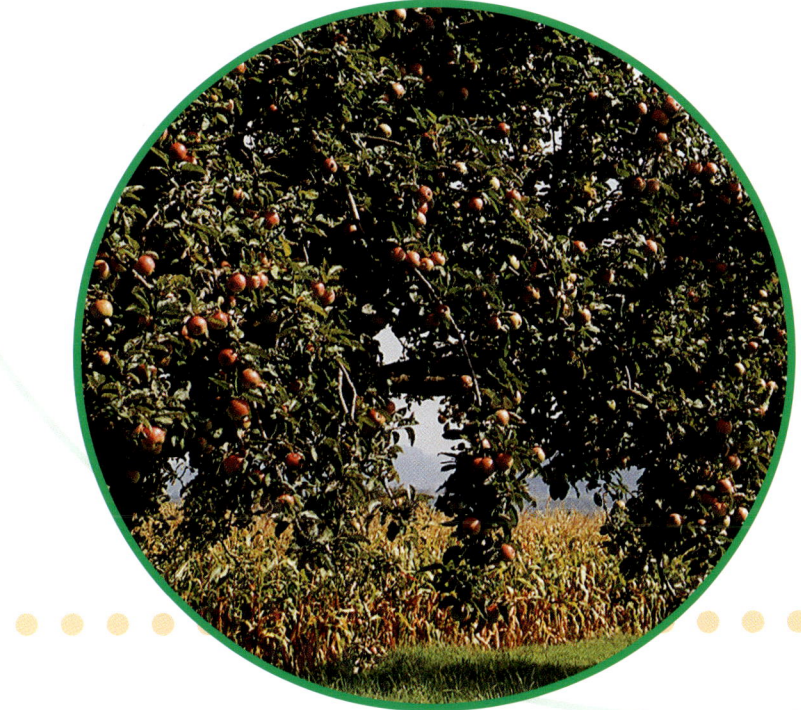

Birnenwecken

10 g Bio-Frischhefe
5 Tropfen Stevia (siehe Seite 23)
1 EL Meersalz
2 dl/200 ml Reismilch
40 g weiche Butter
325–350 g Dinkelhalbweiß-
mehl/Mehltype 720 oder
325–350 g Dinkelruchmehl/
Mehltype 1050

Füllung
70 g Dörrbirnen
30 g getrocknete Feigen
3 EL geriebene Mandeln
wenig Zimtpulver oder
Birnbrotgewürz

1 Dörrbirnen und Feigen über
Nacht in Wasser einweichen.

2 Hefe, Stevia und Salz mit der
Reismilch glatt rühren, Butter und
Mehl zugeben und zu einem
weichen Teig kneten. Zugedeckt
30 Minuten ruhen lassen.

3 Birnen und Feigen im Einweichwasser bei schwacher Hitze
weich garen, Flüssigkeit abgießen,
die Früchte mit einer Gabel zerdrücken oder mit dem Stabmixer
pürieren, erkalten lassen. Die
Mandeln unterrühren, mit Zimt
abschmecken.

4 Den Backofen auf 200 °C vorheizen.

5 Den Hefeteig 5 mm dick ausrollen, in beliebig große oder
zwei Rechtecke schneiden. Die
Dörrfrüchtemasse darauf ausstreichen, einrollen. Die Wecken
auf einem eingefetteten Blech
15 Minuten ruhen lassen. Vor dem
Backen mit Wasser bestreichen
und den Teig mit einer Gabel ein
paar Mal einstechen.

6 Die Wecken je nach Größe,
mindestens aber 20 Minuten,
backen. Bei Ober- und Unterhitze
das Blech auf der untersten Rille
einschieben, nach dem Vorheizen
die Unterhitze ausschalten.

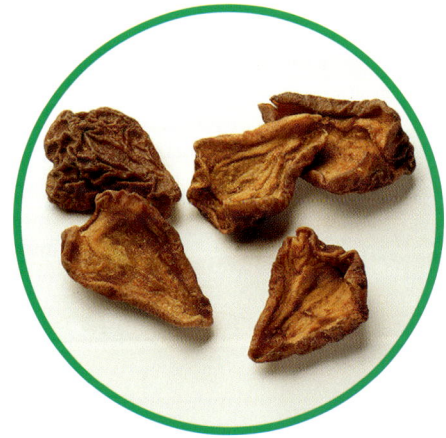

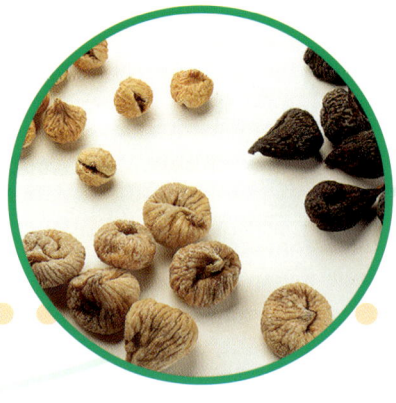

Aprikosenkuchen

Teig
300 g Dinkelvollkornmehl oder
Dinkelruchmehl/Mehltype 1050
1 Prise Bourbon-Vanille
1 Prise Meersalz
75 g zimmerwarme Butter
½ dl/50 ml natives Olivenöl
extra
50 g Agavendicksaft
3–4 EL Wasser

Füllung
1 Glas Aprikosenaufstrich,
Rezept Seie 27
2 EL Rahm/süße Sahne
1 Prise Kurkuma/Gelbwurz oder
1 Prise Safranpulver

1 Mehl, Vanillepulver sowie Salz mischen, die restlichen Zutaten zugeben und zu einem Teig zusammenfügen. Im Kühlschrank zugedeckt etwa 1 Stunde ruhen lassen.

2 Den Backofen auf 180 °C vorheizen.

3 Eine Springform oder ein kleines rundes Kuchenblech mit Olivenöl einfetten. Zwei Drittel der Teigmenge mit einem kleinen Teigroller auf dem Boden aus– rollen oder von Hand in die Form drücken. Einen Rand von etwa 2 cm hochziehen. Den Boden mit der Gabel mehrmals einstechen. Den Aprikosenaufstrich mit dem Rahm und den Gewürzen glatt rühren, auf dem Teigboden ausstreichen. Den restlichen Teig ausrollen, daraus mit einem Teigrädchen Streifen schneiden, gitterartig auf die Füllung legen. Oder beliebige kleine Figuren ausstechen und auf den Aprikosenaufstrich legen.

4 Den Aprikosenkuchen auf der untersten Rille in den Backofen schieben und bei 180 °C rund 30 Minuten backen.

Tipps Mit dem Fruchtaufstrich variieren. Fruchtaufstrich ohne Zucker gibt es auch im Biohandel und Reformhaus.

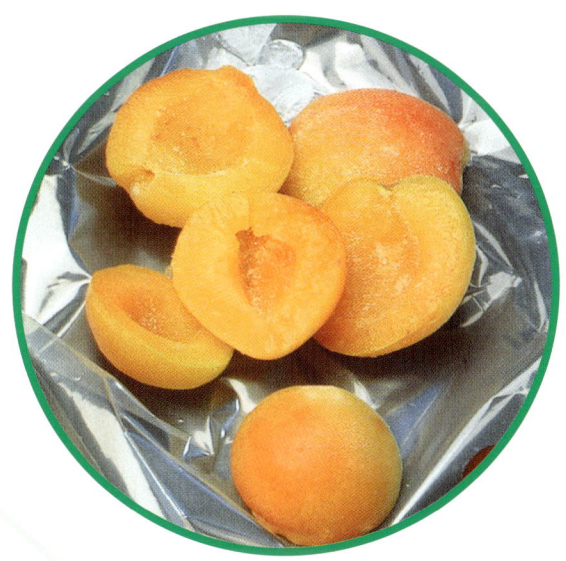

Register

Adressen

Nährstoffanalysen

Antistress AG
Burgerstein Nährstoffe
Fluhstrasse 30
8640 Rapperswil
Telefon 055 220 12 12
www.antistress.ch

IABC
Hepart AG
Hauptstrasse 137
8274 Tägerwilen
Telefon 071 666 86 20
www.iabc.ch

BV AüK
Arbeitskreis überaktives Kind e.V.
Bundesgeschäftsstelle
Postfach 410724
D-12117 Berlin
Telefon 030 85605902
www.auek.de

AEV, Arbeitskreis Ernährung
und Verhalten
Munzingerplatz 8
4600 Olten
Telefon 062 212 00 51
www.aev-schweiz.ch

ALCAT-Test

Lebende Blutzellen werden mit
verdächtigen Nahrungsmitteln
konfrontiert, anschließend erfolgt
eine Analyse der Zellzahl und
Zellgröße. Auf der Basis dieser
Untersuchung wird ein Elimina-
tions- und Rotationsplan erstellt.

IFU
Institut für Umweltkrankheiten
Im Kurpark 1
D-34308 Bad Emstal
Telefon 05624 8061
www.ifu.org

Selbsthilfeverbände

ELPOS-Schweiz
Affolternstrasse 125
8050 Zürich
Telefon 01 311 85 20
www.elpos.ch
www.elpos-schweiz.ch

Die Autorin

Brigitte Speck ist freie Gesund-
heitsberaterin AAMI, mit dem
Schwerpunkt Ernährungsberatung.
Sie bietet zu den Themen ADS
(Aufmerksamkeits-Defizit-
Syndrom mit oder ohne Hyper-
aktivität) und Allergien persönliche
Beratungen und Kochkurse an.

Brigitte Speck
Rossbergstrasse 10
4632 Trimbach
Tel. 062 293 34 30
www. ernaehrungsberatungspeck.ch
e-mail: vonarxspeck@bluewin.ch

Literaturverzeichnis

*Arbeitskreis Ernährung und
Verhalten*, Ratgeber, Eigenverlag,
2000

Das hyperaktive Kind, Dr. Anne
Calatin, Heyne Verlag, 1992

Fit und Schlank mit dem GLYX,
Prof. Dr. Michael Hamm, Midena,
2001

Ist das Ihr Kind, Prof. Doris Rapp,
MEDI Verlagsgesellschaft für
Wissenschaft und Medizin mbH,
1996

*Tips zur Ernährung hyperaktiver
Kinder*, Uta Rau, VAK Verlags
GmbH, 1999

*Hyperaktivität, Warum Ritalin
keine Lösung ist*, Barbara Simon-
sohn, Goldmann Verlag, 2001

Internet *www.medichi.de*
glykämischer Index

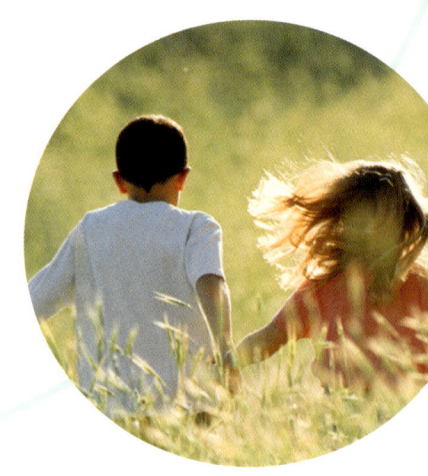